极简中医诊断入门七讲

李福凤　刘国萍　倪红梅　主编

化学工业出版社
·北京·

图书在版编目（CIP）数据

极简中医诊断入门七讲 / 李福凤，刘国萍，倪红梅主编. -- 北京 ：化学工业出版社，2025. 9. -- ISBN 978-7-122-48527-4

Ⅰ. R241

中国国家版本馆 CIP 数据核字第 2025JF0804 号

责任编辑：王新辉　赵玉欣
责任校对：李露洁　　　　　装帧设计：关　飞

出版发行：化学工业出版社
（北京市东城区青年湖南街 13 号　邮政编码 100011）
印　　装：大厂回族自治县聚鑫印刷有限责任公司
710mm×1000mm　1/16　印张 13¾　字数 181 千字
2025 年 10 月北京第 1 版第 1 次印刷

购书咨询：010-64518888　　　　售后服务：010-64518899
网　　址：http：//www. cip. com. cn
凡购买本书，如有缺损质量问题，本社销售中心负责调换。

定　　价：**59. 80 元**　

编写人员名单

主　　编　李福凤　刘国萍　倪红梅

编写人员　（按拼音排序）

李福凤　刘国萍　倪红梅　王立娟

徐　鸽　徐　莹　张瑞义

前言

中医学是具有悠久历史传统和独特理论及技术方法的医药学体系，反映了中华民族对生命、健康和疾病的认识。为了帮助基层医生和中医爱好者快速学习中医诊病方法，服务大众健康，我们编写了这本包含中医基础理论知识及基本诊断方法的入门书。

本书立足于临床实际，将中医基本理论和辨证诊断方法用通俗的语言和图表凝练为七讲内容，我们选取重要知识，以思维导图和表格形式呈现出来，其中第七讲中的临床病案的辨证思维方法分析部分，按“四诊资料归纳与分析—定位、定性辨证分析—相关证候鉴别诊断—治法与遣方用药分析”一步一步地讲解中医辨证诊疗思路，让学习者一目了然。

本书的第一讲阴阳五行由徐鸽编写，第二讲精、气、血、津液由徐莹编写，第三讲藏象由倪红梅编写，第四讲中医诊断学原理与源流由李福凤 编写，第五讲诊法由王立娟和张瑞义编写，第六讲辨证由刘国萍和张瑞义编写，第七讲四诊与辨证实践由李福凤编写。最后，由主编李福凤、倪红梅和刘国萍教授对全书审阅、定稿。

本书是在多年来中医教学和临床经验的基础上所进行的尝试和创新，虽精心编写，但疏漏之处在所难免，恳请专家同道、广大师生、基层医生以及中医爱好者批评指正，以利于今后修改、完善。

编　者

目录

第一讲

阴阳五行

第一节
阴阳学说

一、阴阳的基本概念

阴阳，属于中国古代哲学的范畴，是对宇宙中相互关联的事物或现象对立双方属性的概括。

二、阴阳学说的基本内容

（一）阴阳交感

阴阳交感，是指阴阳二气在运动中相互感应而交合的过程。阴阳交感是在阴阳二气运动的过程中进行的，阴阳二气的运动是阴阳交感得以实现的基础，阴阳交感则是阴阳二气在运动中相互感应的一个过程（阶段），是阴阳在运动过程中的一种最佳状态。

（二）阴阳对立制约

阴阳对立，即对立、相反的关系，是事物或现象的固有属性。

阴阳制约，是指属性相反的阴阳（双方）之间的相互斗争、相互制约。

（三）阴阳互根互用

阴阳互根，是指阴阳的相互依存、互为根本的关系。

阴阳互用，是指阴阳双方相互资生、促进和助长的关系。

（四）阴阳消长

阴阳消长，是指对立互根的阴阳双方不是静止不变的，而是处于不断的消减和增长的运动变化之中。

（五）阴阳转化

阴阳转化，指事物的阴阳属性，在一定条件下可以向其相反的方向转化，即属阳的事物可以转化为属阴的事物、属阴的事物可以转化为属阳的事物。

三、阴阳学说在中医学中的应用

中医学应用阴阳学说来说明人体的组织结构、生理功能、病机变化等（表 1-1、表 1-2）。

表 1-1　阴阳与人体组织结构、生理功能的关系

属性	部位			脏腑	经络	生理功能
阳	上	背	表	六腑	行于四肢外侧面	化气
阴	下	腹	里	五脏	行于四肢内侧面	成形

表 1-2　阴阳与人体病机变化

病机		病理变化	治则
阴阳偏盛	阴偏盛	阴胜则寒，阴胜则阳病	寒者热之
	阳偏盛	阳胜则热，阳胜则阴病	热者寒之
阴阳偏衰	阴偏衰	阴虚则热，阴不制阳	滋阴制阳
	阳偏衰	阳虚则寒，阳不制阴	扶阳抑阴
阴阳互损	阴损及阳	阴损及阳的阴阳两虚证	阳中求阴
	阳损及阴	阳损及阴的阴阳两虚证	阴中求阳

第二节
五行学说

一、五行的概念

（一）五行的基本概念

五行，即木、火、土、金、水五类物质属性及运动变化，属于中国古代哲学的范畴。

（二）五行特性

五行的特性，可作为识别各种事物或现象五行属性的基本依据（表1-3）。

表 1-3 五行特性

五行	本意	引申意
木	曲直	具有生长、升发、条达、舒畅等性质或作用的事物和现象
火	炎上	具有温热、上升、光明等性质或作用的事物和现象
土	稼穑	具有生化、承载、受纳性质或作用的事物和现象
金	从革	具有沉降、肃杀、收敛等性质或作用的事物和现象
水	润下	具有滋润、下行、寒凉、闭藏等性质或作用的事物和现象

（三）事物和现象的五行归类

五行学说以五行特性为依据，运用取象比类和推演络绎的方法，将自然界各种事物和现象分别归属于木、火、土、金、水五大类，而每一类事物和现象之间都有相同或相似的特定属性，进而形成了联系人体内外环境的五行结构系统，用以说明人体以及人与自然环境的统一（表1-4）。

表1-4　自然界事物、现象的五行归类表

自然界							五行	人体									
五音	五味	五色	五化	五气	五方	五季		五脏	五腑	五体	五华	五官	五液	五志	五脉	五声	五变
角	酸	青	生	风	东	春	木	肝	胆	筋	爪	目	泪	怒	弦	呼	握
徵	苦	赤	长	暑	南	夏	火	心	小肠	脉	面	舌	汗	喜	洪	笑	忧
宫	甘	黄	化	湿	中	长夏	土	脾	胃	肉	唇	口	涎	思	缓	歌	哕
商	辛	白	收	燥	西	秋	金	肺	大肠	皮	毛	鼻	涕	悲	浮	哭	咳
羽	咸	黑	藏	寒	北	冬	水	肾	膀胱	骨	发	耳	唾	恐	沉	呻	栗

二、五行学说的基本内容

（一）五行相生与相克

1. 五行相生

五行相生，是指木、火、土、金、水之间存在着有序的递相资生、助长和促进的关系。

五行相生次序：木生火，火生土，土生金，金生水，水生木（图1-1）。

在五行相生关系中，任何一行都具有“生我”和“我生”两方面的关系，“生我”者为母，“我生”者为子。以火为例，由于木生火，“生我”者为木，木为火之“母”；由于火生土，故“我生”者为土，土为火之“子”。

2. 五行相克

五行相克，是指木、火、土、金、水之间存在着有序的递相克制、制约的关系。

五行相克次序：木克土、土克水、水克火、火克金、金克木（图 1-1）。

在五行相克关系中，任何一行都具有“克我”和“我克”两方面的关系。《内经》把相克关系称为“所胜”“所不胜”关系：“克我”者为“所不胜”，“我克”者为“所胜”。以木为例，由于木克土，故“我克”者为土，土为木之“所胜”；由于金克木，故“克我”者为金，金为木之“所不胜”。

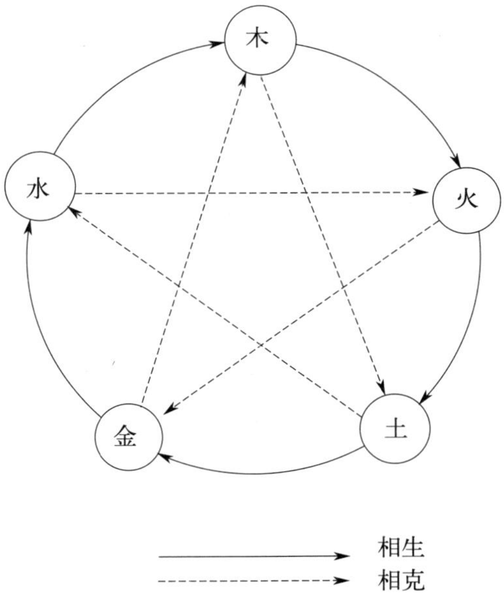

图 1-1　五行相生相克示意图

（二）五行的母子相及

五行的母子相及包括母病及子和子病及母两种情况，属于五行之间相生关系异常的变化。例如：水生木，水为母，木为子。若水不足，不能生木，导致木亦虚弱，终致水竭木枯，母子俱衰。

1. 母病及子

母病及子是指五行中的某一行异常，累及其子行，导致母子两行皆异常。

2. 子病及母

子病及母是指五行中的某一行异常，影响到其母行，终致子母两行皆异常。例如：金生水，金为母，水为子。若水不足，上累母行，引起金亦虚亏，导致金水俱不足。

（三）五行相乘与相侮

1. 五行相乘

五行相乘，是指五行中一行对其所胜一行的过度制约或克制。导致五行相乘的原因有“太过”和“不及”两种情况。

太过：如以木克土为例。正常情况下，木能克土，土为木之所胜。若木气过于亢盛，对土克制太过，可致土的不足。这种由于木的亢盛而引起的相乘，称为“木旺乘土”。

不及：仍以木克土为例。正常情况下，木能制约土，若土气不足，木虽然处于正常水平，土仍难以承受木的克制，因而造成木乘虚侵袭，使土更加虚弱。这种由于土的不足而引起的相乘，称为“土虚木乘”。

相乘与相克虽然在次序上相同，但本质上是有区别的。相克是正常情况下五行之间的制约关系，相乘则是五行之间的异常制约现象。

2. 五行相侮

五行相侮，是指五行中一行对其所不胜一行的反向制约和克制。导致五行相侮的原因，亦有“太过”和“不及”两种情况。

太过：例如木气过于亢盛，其所不胜行金不仅不能克木，反而受到木的欺侮，出现“木反侮金”的逆向克制现象，这种现象称为“木亢侮金”。

不及：例如正常情况下，金克木，木克土，但当木过度虚弱时，则不仅金来克木，而且土也会因木的衰弱而“反克”之。这种现象，称为

“木虚土侮”。

五行相侮次序：木侮金、金侮火、火侮水、水侮土、土侮木。

三、五行学说在中医学中的应用

（一）解释脏腑的生理功能及相互关系

1. 构建天人合一的五脏系统

中医学运用事物的五行归类方法将人体的组织结构及生理功能分属于五行，并与自然界的五方、五气等加以横向联系，用以说明人体以及人与自然环境的统一性。

2. 阐释脏腑的生理功能

以五行的特性来说明五脏的部分功能与特性。例如：土性敦厚，生养和承载万物，故脾主运化水谷，化生精微，有营养脏腑形体全身的功能。

3. 说明脏腑之间的相互关系

用五行相生理论说明五脏之间的相互资生关系，五行相克理论说明五脏之间的相互制约关系。相生举例：心生脾即火生土，如心阳温煦脾土，助脾运化。相克举例：肾制约心即水克火，如肾水上济于心，可以防止心火之亢烈。

（二）说明五脏病变的相互影响

五脏病变的相互影响见表 1-5。

表 1-5　五脏病变的相互影响

类型	发病描述		举例
相生关系的传变	子病及母	子脏之病传及母脏	心（火）血不足累及肝（木）血亏虚而致的心肝血虚证

续表

<table>
<tr><th>类型</th><th colspan="2">发病描述</th><th>举例</th></tr>
<tr><td>相生关系的传变</td><td>母病及子</td><td>母脏之病传及子脏</td><td>肾(水)精不足不能资助肝(木)血而致的肝肾精血亏虚证</td></tr>
<tr><td rowspan="2">相克关系的传变</td><td>相乘</td><td>相克太过致病</td><td>脾胃(土)虚弱,不能耐受肝(木)气的克伐,而出现头晕乏力、纳呆嗳气、胸胁胀满等</td></tr>
<tr><td>相侮</td><td>反向克制致病</td><td>脾土虚衰不能制约肾水,出现全身水肿</td></tr>
</table>

（三）指导疾病的诊断

人体是一个有机整体，当内在脏腑有病时，其功能活动及其相互关系的异常变化，可以反映到体表相应的组织器官，出现色泽、声音、形态、脉象等方面的异常变化，根据这些异常变化的五行归属对应的脏腑可指导疾病诊断（表 1-6）。

表 1-6　五行学说指导疾病的诊断

<table>
<tr><th>应用</th><th>具体说明</th><th>举例</th></tr>
<tr><td rowspan="2">确定五脏病变部位</td><td>以本脏所主之色、味、脉来诊断本脏之病</td><td>面见赤色,口味苦,脉象洪,是心火亢盛之病</td></tr>
<tr><td>以他脏所主之色、味、脉来确定五脏相兼病变</td><td>若脾虚病人,而面见青色,为木来乘土,是肝气犯脾;心脏病人,而面见黑色,为水来乘火</td></tr>
<tr><td rowspan="2">推断病情的轻重顺逆</td><td>主色指五脏的本色</td><td>“主色”胜“客色”,其病为逆</td></tr>
<tr><td>客色为应时之色</td><td>“客色”胜“主色”,其病为顺</td></tr>
</table>

（四）指导疾病的治疗

五行学说能够指导疾病的治疗，主要表现在：根据药物的色、味，按五行归属指导脏腑用药；按五行的生克乘侮规律，控制疾病的传变和确定治则治法；指导针灸取穴和情志疾病的治疗等几个方面。

1. 指导脏腑用药和针灸选穴

中药以五色、五味为基础，并以其不同性能与归经为依据，归属五脏。针灸选穴中，以井、荥、输、经、合“五输穴”配属五行。临床上根据五行的生克规律指导脏腑用药或选穴治疗（表 1-7）。

表 1-7　五行学说指导脏腑用药和针灸选穴

五行	脏腑	对应药物五色	对应药物五味	对应穴位
木	肝	青	酸	井
火	心	赤	苦	荥
土	脾	黄	甘	输
金	肺	辛	辛	经
水	肾	黑	咸	合

2. 控制疾病的传变

根据五行生克乘侮理论，五脏中一脏有病，可以传及其他脏腑。不同脏腑的病变传变规律不同。因此，临床治疗时除对所病本脏进行治疗之外，还要根据其传变规律，治疗相关脏腑，提前防止其传变。如肝气太过，木亢则乘土，病将及脾胃，故在疏肝平肝的基础上先健其脾气，以预防肝病传脾。

3. 确定治则治法

根据五行相生相克规则确定疾病的治则治法（表 1-8、表 1-9）。

表 1-8　根据相生规律确定治疗原则

治疗原则		释义	适应证
虚则补其母，实则泻其子	滋水涵木法	滋肾阴以养肝阴的治法	肾阴亏虚且肝阴不足，甚或肝阳上亢之证

续表

治疗原则		释义	适应证
虚则补其母，实则泻其子	益火补土法	温肾阳以补脾阳的治法	肾阳衰微而致脾阳不振之证
	培土生金法	健脾气以补肺气的治法	脾胃虚弱致肺气虚弱之证
	金水相生法	滋养肺肾之阴的治法	肺肾阴虚证
	泻火抑木法	清泻心火以消除亢盛的肝火的治法	肝火炽盛证

表 1-9　根据相克规律确定治疗原则

治疗原则		释义	适应证
抑强扶弱	抑木扶土法	疏肝健脾或平肝和胃以治疗肝脾不和或肝气犯胃病证的治法	肝旺乘脾或脾虚肝乘之证
	培土制水法	健脾利水以治疗水湿停聚病证的治法	脾虚不运，水湿泛滥而致水肿胀满之证
	佐金平木法	滋肺阴清肝火，或抑制肝木以助肺气清肃，以治疗肝火犯肺病证的治法	肺阴不足，右降不及，或肝火偏盛，影响肺气清肃的肝火犯肺证
	泻南补北法	泻心火补肾水以治疗心肾不交病证的治法	肾阴不足，心火偏旺，水火不济，心肾不交之证

4. 指导情志疾病的治疗

喜、怒、思、悲（忧）、恐的情志变化，称为“五志”，为五脏功能活动所产生。临床上可以运用不同情志变化的相互制约关系来达到治疗情志病的目的。如“怒伤肝，悲胜怒……喜伤心，恐胜喜……思伤脾，怒胜思……忧伤肺，喜胜忧……恐伤肾，思胜恐”（《素问·阴阳应象大论》）。这就是情志病治疗中的所谓“以情胜情”之法。

以五行生克规律阐释疾病的治疗，有其一定的实用价值，但是并非所有疾病的治疗都能用五行生克规律来解释。临床上既要正确地掌握五行生克规律，又要根据具体病情进行辨证论治。

第二讲

精、气、血、津液

精、气、血、津液是构成人体和维持人体生命活动的基本物质，它们既是脏腑、经络、形体、官窍等功能活动的产物，又是其功能活动的物质基础。

第一节

精

一、精的基本概念

人体之精，有广义和狭义之分。广义之精，泛指构成人体和维持人体生命活动的基本物质，包括气、血、津液等一切精微物质；狭义之精，指生殖之精，是人体生殖及生长发育的重要物质基础。

二、精的生成

从人体之精的生成来源而言，有先天之精和后天之精之分（表 2-1）。

表 2-1 精的来源

类型	精的生成来源
先天之精	先天之精禀受于父母，藏于肾，是人体“精”形成的原始物质基础
后天之精	后天之精来源于水谷，又称“水谷之精”。由脾胃运化的水谷精微所产生，是人出生后赖以维持生命活动的精微物质

三、精的功能

人体之精根据功能划分，具有繁衍、濡养、化血、化气、化神等作用（表 2-2）。

表 2-2　精的功能

基本功能	特点
繁衍作用	先天之精具有繁衍生命的作用，人体之精是机体生长发育的物质基础
濡养作用	精能濡养、滋润脏腑、形体、官窍
化血作用	精是血的生成来源之一。肾藏精，精生髓，髓化血
化气作用	先天之精可以化生元气，水谷之精可以化生营卫之气等
化神作用	精是神的物质基础，积精才能全神

第二节
气

一、气的基本概念

人体之气，是活力很强、运行不息的极精微物质，是构成人体和维持人体生命活动的基本物质之一。气运行不息，推动着人体的新陈代谢及脏腑活动。

二、气的生成

人体之气，由精化生，并与肺吸入的自然界清气相融合而成。一身之气的生成，是脾、肾、肺等脏腑综合协调作用的结果（表 2-3）。

表 2-3　气的生成

相关脏腑	气的生成
肾	肾藏先天之精，其所化生的先天之气，是人体之元气的根本
脾胃	脾胃化生的水谷之精气成为人体后天之气的主要来源之一
肺	肺司呼吸、主气，肺吸入的清气成为人体后天之气的主要来源之一

三、气的运动与气化

（一）气的运动

1. 气的运动及基本形式

气的运动称为气机。人体之气的运动形式，可归纳为升、降、出、入四种基本形式（表 2-4）。

表 2-4　气的运动

气的运动形式	运动状态
升	气自下而上的运行
降	气自上而下的运行
出	气自内向外的运行
入	气自外向内的运行

2. 气的运动失常

气的升降出入运动失去协调平衡，称为气机失调。常见的气机失调有气滞、气逆、气陷、气脱、气闭等（表 2-5）。

表 2-5　气的运动失常

气的运动失常	机理
气滞	气受阻较甚,局部阻滞不通
气逆	气的上升太过或下降不及
气陷	气的上升不及或下降太过
气脱	气的外出太过而不能内守
气闭	气不能外达而郁结闭塞于内

（二）气化

气的运动而产生的各种变化称为气化，在人体具体表现在精、气、血、津液等生命物质的生成及其相互转化过程。

四、气的功能

气具有推动、温煦、防御、固摄等作用（表 2-6）。

表 2-6　气的基本功能

气的基本功能	主要表现
推动作用	气能激发和促进人体的生长发育及各脏腑经络的生理功能
温煦作用	阳气具有温煦人体的作用
防御作用	气既能护卫肌表，防御外邪入侵，同时也可以驱除侵入人体内的病邪
固摄作用	气对于体内液态物质具有固护、统摄和控制作用，从而防止这些物质无故流失

五、气的分类

人体之气，因其生成来源、分布部位及功能特点不同，主要分为元气、宗气、营气、卫气（图 2-1）。

1. 元气

元气，指以先天精气为基础，赖后天精气的充养，而根源于肾的气。它是人体最基本、最重要的气，是人体生命活动的原动力。元气的生理功能主要有两个方面：一是推动和调节人体的生长发育和生殖功能；二是推动和调控各脏腑、经络、形体、官窍的生理活动。

2. 宗气

宗气，是由自然界清气与水谷精气相结合而积聚于胸中的气，属后天之气的范畴。宗气的生理功能主要有行呼吸、行血气和资先天三个方面。

3. 营气

营气，是饮食水谷所化生的、行于脉中起营养作用的气。营气的生理功能有化生血液和营养全身两个方面。

4. 卫气

卫气，指由饮食水谷所化生的、行于脉外而具有保卫作用的气。卫气的生理功能主要有防御外邪、温养全身和调控腠理的生理功能。

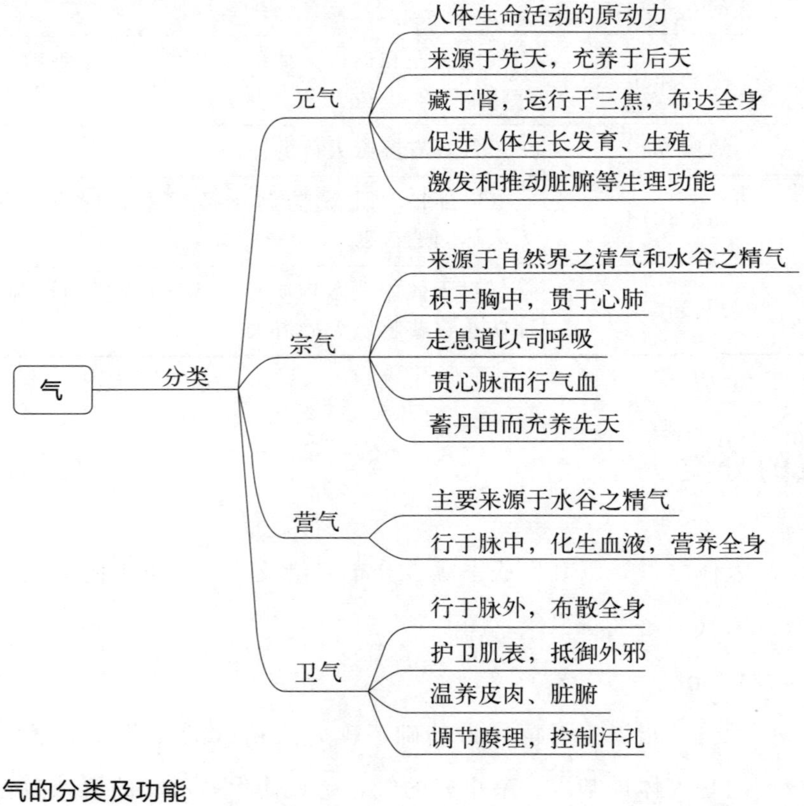

图 2-1　气的分类及功能

第三节
血

一、血的基本概念

血，即血液，是循行于脉中而富有营养的红色液态物质，也是构成人体和维持人体生命活动的基本物质之一。血液在脉中循行于全身，所以又将脉称为“血府”。血液循脉运行周身，为脏腑、经络、形体、官窍的生理活动提供营养物质，是人体生命活动的根本保证。

二、血的生成

水谷精微和肾精是血液化生的基础，它们在脾胃、心、肺、肝、肾等脏腑的共同作用下化生为血液（表 2-7）。

表 2-7　与血生成相关的脏腑

相关脏腑	血生成的机理
脾胃	营气和津液是血液主要构成成分，而营气和津液都是由脾胃运化转输饮食水谷精微所产生的
心、肺	脾胃运化的水谷精微，由脾气上输于心，在心阳温化作用下变成红色液体；水谷精气上注于肺，与肺吸入的清气相结合，化生血液

续表

相关脏腑	血生成的机理
肝、肾	肾藏精，精生髓，髓化血。肝藏血，精血同源，与血液化生密切相关

三、血的运行

血液的正常运行受多种因素的影响，同时也是多个脏腑功能共同作用的结果。血液的正常运行，与心、肺、肝、脾等脏腑的功能密切相关（表 2-8）。

表 2-8　血的运行

相关脏腑功能	血运行的机理
心主血脉	心气推动血液在脉中运行全身，心气的充足与推动功能的正常在血液循行中起着主导作用
肺朝百脉	肺助心行血，肺气宣发与肃降，调节全身的气机，随着气的升降而推动血液运行至全身
肝主疏泄 肝主藏血	肝的疏泄，可调畅气机，气行则血行；肝有贮藏血液和调节血量的功能，在肝气疏泄功能的协调下，维持血液循环及流量的平衡；同时可防止血逸脉外，避免出血
脾主统血	脾气健旺则能控摄血液在脉中运行

四、血的功能

（一）濡养

血具有营养和滋润全身的功能（表 2-9）。

（二）化神

血是机体精神活动的主要物质基础（表 2-9）。

表 2-9　血的功能

血的功能	功能表现
濡养	面色、肌肉、皮肤、毛发、感觉、运动
化神	精神活动、情志活动

第四节 津液

一、津液的基本概念

津液，是机体一切正常水液的总称，包括各脏腑、形体、官窍的内在液体及其正常的分泌物，是构成人体和维持生命活动的基本物质之一。津液是津和液的总称。津和液在性状、分布和功能上有所不同（表2-10）。

表 2-10　津液的特点

<table>
<tr><th>类型</th><th>性状</th><th>分布</th><th colspan="2">功能</th></tr>
<tr><td>津</td><td>质地较清稀，流动性较大</td><td>布散于体表皮肤、肌肉和孔窍，并能渗入血脉之内</td><td>滋润作用</td><td rowspan="2">相互转化</td></tr>
<tr><td>液</td><td>质地较浓稠，流动性较小</td><td>灌注于骨节、脏腑、脑、髓等</td><td>濡养作用</td></tr>
</table>

二、津液的代谢

（一）津液的生成

津液的生成主要与脾、胃、小肠、大肠等脏腑的生理活动有关。

（二）津液的输布

津液的输布主要是依靠脾、肺、肾、肝和三焦等脏腑生理功能的协调配合来完成的（表 2-11）。

表 2-11　津液的输布

相关脏腑	津液输布机理
脾	脾将津液上输于肺，通过肺的宣发肃降，得以将津液布散全身；也可以将津液直接向四周布散至全身各脏腑
肺	肺通调水道。肺接受脾转输来的津液，将津液向身体外周体表和内部脏腑输布，并将脏腑代谢后产生的浊液向肾和膀胱输送
肾	肾为水脏，对津液输布代谢起着主宰作用。肾阳的蒸腾气化，还可直接将津液上蒸于脾肺，浊者下输膀胱，化为尿液
肝	肝主疏泄，调畅气机，气行则水行
三焦	三焦为水液和诸气运行的通路，三焦的通利保证了诸多脏腑输布津液的道路通畅

（三）津液的排泄

津液的排泄主要通过排出尿液和汗液来完成。除此之外，呼气和粪便也将带走一些水分（表 2-12）。由于尿液是津液排泄最主要的途径，因此肾脏的生理功能在津液排泄中的地位最为重要。

表 2-12　津液的排泄途径

排泄途径	津液的排泄机理
尿液	肾气将下输膀胱的津液经气化作用生成尿液，适时排出
汗液	肺气宣发，将津液外输于体表皮毛，化为汗液经汗孔排出
呼气	呼气时随之带走一些水液
粪便	大肠排出粪便，随之带走部分津液

三、津液的功能

津液的主要功能包括滋润濡养及充养血脉等（表 2-13）。

表 2-13　津液的基本功能

基本功能	功能表现
滋润濡养	津能滋润皮毛肌肉，输注于孔窍而滋润鼻、目、口、耳等官窍
	液能濡养脏腑，充养骨髓、脊髓、脑髓，流入关节滋润骨节屈伸等
充养血脉	津液在营气的作用下，共同渗注于脉中，化生为血液，以循环全身发挥滋润、濡养作用。津液还有调节血液浓度的作用

第五节
精气血津液之间的关系

一、气与血的关系

（一）气为血之帅

气为血之帅，包含气能生血、气能行血、气能摄血三个方面（表 2-14）。

1. 气能生血

气能生血，是指血液的化生离不开气作为原料及动力。血液的化生以营气、津液和肾精作为物质基础，在这些物质本身的生成以及转化为血液的过程中，每一个环节都离不开相应脏腑之气的推动和激发作用，这是血液生成的动力。

2. 气能行血

气能行血，是指血液的运行离不开气的推动作用。血液的运行有赖于心气、肺气的推动及肝气的疏泄调畅，气充盛，气机调畅，气行则血行，血液的正常运行得以保证。

3. 气能摄血

气能摄血，是指血液能正常循行于脉中离不开气的固摄作用。气能摄血，主要体现在脾气统血的生理功能之中。脾气充足，发挥统摄作用，使血行脉中而不致逸出脉外，从而保证了血液的正常运行及其濡养功能的发挥。

（二）血为气之母

血为气之母，包含血能养气和血能载气两个方面（表 2-14）。

1. 血能养气

血能养气，是指气的充盛及其功能发挥离不开血液的濡养。在人体脏腑、肢节、九窍等任何部位，血不断地为气的生成和功能活动提供营养，故血足则气旺。

2. 血能载气

血能载气，是指气存于血中，依附于血而不致散失，赖血之运载而运行全身。气依附于血而得以存在体内，并以血为载体而运行全身。

表 2-14　精气血津液之间的关系

精气血津液	关系表现	
气与血	气为血之帅	气能生血
		气能行血
		气能摄血
	血为气之母	血能养气
		血能载气
气与津液	气对津液	气能生津
		气能行津
		气能摄津
	津液对气	津能载气
		津能生气
精血津液	精血同源	精能化血
		血能养精
	津血同源	血与津液均来源于水谷精微
		血和津液能相互滋生和转化

二、气与津液的关系

（一）气能生津

气能生津，是指通过气化作用促进和激发津液的生成。津液来源于饮食水谷，依赖于脾胃、小肠、大肠等脏腑功能而化生。

（二）气能行津

气能行津，指气具有推动津液输布和排泄的功能。

（三）气能摄津

气能摄津，指气具有固摄津液，防止津液无故流失的作用。

（四）津能生气

津能生气，指津液对气有化生作用。津液对脏腑具有滋润作用，从而使脏腑功能正常，脏腑之气充足。

（五）津能载气

津能载气，指津液是气的载体。气的运行依附于津液，津液丢失，也会导致气的损耗。

三、精血津液之间的关系

（一）精血同源

精能生血，血能生精，两者之间互相资生、互相转化，并都具有濡养和化神等作用。

（二）津血同源

血和津液都由水谷精微所化生，都具有滋润濡养作用，二者之间可以相互资生、相互转化，这种关系称为“津血同源”。

第三讲

藏象

藏象学说，是研究人体脏腑生理功能、疾病变化规律及相互关系的学说。藏象学说主要通过司外揣内、以象测藏等方法，从人体外部征象来探索内脏活动规律，是中医理论体系中的核心内容之一。

藏象学说的特点，主要是在整体观念指导下，形成了以五脏为中心的功能系统观。

第一节
藏象学说概论

一、藏象的基本概念

藏象，是脏腑生理功能、疾病变化表现在外的征象，内脏的部位与形态，以及其所对应的自然界事物和现象。其中，“藏”，指藏于内的脏腑及功能。“象”，含义有三：一指表现于外的生理、病变现象；二指内脏的部位与形态；三指内脏生理功能系统与外界事物或现象的类比之象。

二、脏腑的分类、功能及特性

藏象学说根据脏腑的生理功能及形态结构特点，将其分为五脏、六腑和奇恒之腑（表 3-1）。

表 3-1　脏腑的分类表

分类	五脏	六腑	奇恒之腑
组成	心、肝、脾、肺、肾	胆、胃、大肠、小肠、膀胱、三焦	脑、髓、骨、脉、胆、女子胞
共同功能	化生和贮藏精气	受盛与传化水谷	功能似脏，藏精气
形态特点	多为实体性器官	多为空腔性器官	形态类腑，多中空

第二节 五脏

五脏，即心、肝、脾、肺、肾的合称，其共同功能是化生与贮藏精气。

一、心

心位于胸中，两肺之间偏左，膈膜之上，有心包护卫于外；外形尖圆，如倒垂未开之莲蕊。

（一）心的主要功能

1. 心主血脉

心主血脉，是指心气推动血液运行于脉中，流注全身，发挥营养和滋润作用，以及参与血液生成的作用。心主血脉包括主血和主脉两个方面。

（1）心主血　心主血，指心可推动血液的运行及参与血液生成。心气推动、调控血液运行全身，以濡养全身各脏腑、形体、官窍。同时，饮食水谷经脾胃运化生成水谷精气，通过“奉心化赤”（心阳的作用）化为血液。

（2）心主脉　心主脉，指心气推动和调控心脏的搏动，维持脉道通利。血液在脉中正常运行，必须具备三个条件，即心气充沛、血液充盈和脉道通利。心脏的正常搏动，主要依赖于心气，血液在心气的推动下才能在脉内正常运行，营养全身。血液的充盈与否、脉道是否通利，在心、脉、血的系统中同样起着重要作用。

心主血脉的功能正常与否，可从心胸部感觉、面色、舌色、脉象等方面反映出来（表 3-2）。

表 3-2 心主血脉的生理及病变表现

	心胸部感觉	面色	舌色	脉象
功能正常	心胸部舒畅	红润有光泽	舌质淡红	和缓有力 节律整齐
心气不足	心悸怔忡 胸闷气短	面色无华	舌质淡	脉虚无力
心血亏虚	心悸心烦	面色淡白无华	舌质淡	脉细弱无力
心血瘀阻	心胸部憋闷 疼痛	面色紫暗	舌质瘀斑 或青紫色	脉细涩 或结代

2. 心藏神

心藏神是指心具有主宰人体生命活动及意识、思维等精神活动的功能。人之神，有广义和狭义之分。广义之神，指整个人体生命活动的主宰及其外在表现；狭义之神，指人的意识、思维、情志等精神活动。心主神明，既主广义之神，也主狭义之神。

心神主宰和调节着人体脏腑、经络、形体、官窍等不同的功能活动，让其分工合作，共同完成整体生命活动过程。同时，心还具有接受外界客观事物和各种刺激并做出反应，进行意识、思维、情志等精神活动的功能。

心藏神的功能正常与否，除了从整体生命活动的外在表现获得外，更多可具体从思维、意识、睡眠、情志等方面反映出来（表 3-3）。

表 3-3　心藏神的生理及病变表现

	思维	意识	睡眠	情志
功能正常	敏捷、清晰	清晰	安稳	稳定
心血不足 血不养神	神志衰弱、 迟钝等	恍惚、模糊、 嗜睡、谵妄等	心悸、失眠等	不同情志 异常表现

心主神明与心主血脉密切相关。心血是神志活动的物质基础之一，心神能影响和调控心血的运行。

（二）心的系统联系

心的系统联系：在体合脉，其华在面，开窍于舌，在液为汗，在志为喜，与小肠相表里；心在五行属火，为阳中之太阳，通于夏气，从而构成一个内外整体联系的心系统（图 3-1）。

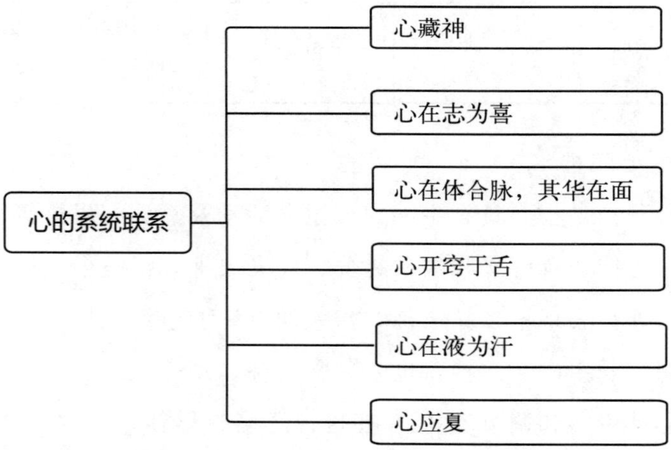

图 3-1　心的系统联系

附：心包络

心包络，简称心包，或称膻中，是包裹在心脏外面的包膜。心在包络之中，由于心包络为心之外围，故具有保护心脏的作用。由于心为人身之君主，不得受邪，若外邪侵犯人体，由表入里而欲侵心时，则心包络当先受病，故心包有“代心受邪”之用。

二、肺

肺位于胸腔，左右各一，覆盖心上，与喉、鼻相连，故喉为肺之门户，鼻为肺之外窍。

（一）肺的主要功能

肺气向上向外宣发和向下向内肃降的协调运动，维持着肺司呼吸、通调水道和朝百脉的功能。

1. 司呼吸、主气

呼吸是人体不断地从自然界吸入清气、呼出体内浊气，进行机体与外界之间的气体交换过程。肺司呼吸，是指肺具有主管呼吸运动的功能。呼吸功能依靠肺气宣发和肃降这一相反相成的运动实现。

肺主气包括主呼吸之气和主一身之气两个方面。

（1）主呼吸之气　是指肺为体内外清浊之气交换的场所，主管呼吸运动。肺通过宣发肃降的运动，吸入自然界的清气，呼出体内的浊气，实现体内外气体的交换。肺司呼吸的功能正常，表现为气道通畅、呼吸调匀。

病变：肺司呼吸的功能减弱，则会表现出胸闷、咳嗽、喘促、呼吸不利等症状。

（2）主一身之气　是指肺有主持、调节一身之气的生成和运行的功能。肺主一身之气体现在如下两个方面。

① 肺主一身之气的生成：主要体现在宗气的生成。通过呼吸运动，肺吸入自然界的清气，与脾胃运化的水谷精气相合而生成宗气。宗气关系着一身之气的盛衰。

② 肺主一身之气的运行：主要体现在对全身气机的调节作用。肺有节律的呼吸对全身之气的升降出入起重要调节作用。肺呼吸调畅，可促进全身气机调畅。

肺主呼吸之气和主一身之气，实际都取决于肺的呼吸功能。只有肺主呼吸之气功能正常，才能完成肺主一身之气的功能。如果肺的呼吸功能异常，势必影响宗气的生成和气的运动，肺主一身之气的作用亦即减弱。

2. 通调水道

通，即疏通；调，即调节；水道，是指水液在人体中运行和排泄的道路。肺主通调水道，是指肺的宣发和肃降对体内水液的输布、运行和排泄起着疏通和调节的作用。

肺气宣发，将脾转输至肺的津液，向上向外布散到头面诸窍及皮毛肌腠，并化为汗液排出体外。

肺气肃降，将脾转输至肺的津液，向下向内布散，下输于肾和膀胱，经气化而成尿液，排出体外。

病变：肺失宣降，水道不通，水液输布障碍，或汗、尿不能正常排泄，多余的水液就会停聚体内，而出现痰多、水肿、尿少等症。

3. 朝百脉

朝，有朝会、会聚之意。百脉，泛指人体全身的血脉。肺朝百脉，指全身的血液都要通过经脉会聚于肺，经肺的呼吸进行气体交换，而后输布于全身，即肺气助心行血的功能。

全身血脉统属于心，心气是推动血液运行的基本动力。同时，肺吸入的清气与脾胃运化生成的水谷精气在胸中融汇生成宗气，宗气能贯通心脉，推动和调节血液的运行。故血液运行，亦依赖于肺气助心行血的作用。肺气旺盛，宗气生成充沛，助心行血得力，则血行正常。

病变：肺气虚衰或壅塞，不能助心行血，可致血行不畅或瘀滞，表现为胸闷、心悸、唇舌青紫等症状。

（二）肺的系统联系

肺的系统联系：在体合皮，其华在毛，开窍于鼻，在液为涕，在志为忧（悲），与大肠相表里；肺在五行属金，为阳中之少阴，通于秋气，从而构成一个内外整体联系的肺系统（图 3-2）。

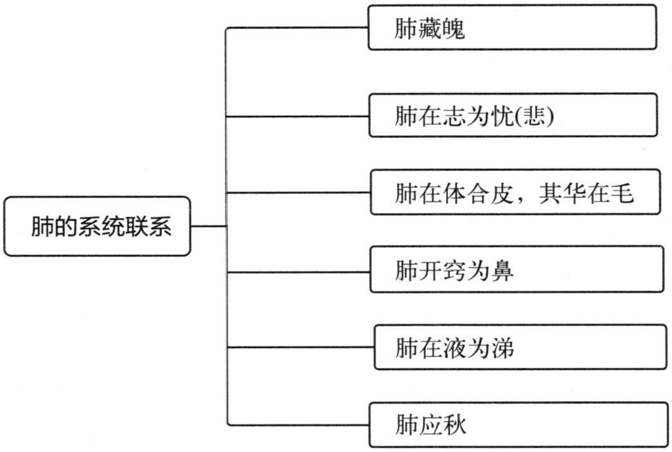

图 3-2　肺的系统联系

三、脾

脾位于腹腔，横膈之下，与胃以膜相连。据历代医家描述，中医"脾"的结构近似于现代解剖学中的脾脏和胰腺，但其功能更为广泛，已超出现代医学脾脏和胰腺的范围。

脾的主要功能是主运化、主升、主统血。

（一）脾的主要功能

1. 主运化

运，即转运、输送；化，即消化吸收。脾主运化，是指脾具有把水谷化为精微，将精微物质吸收并转输至全身的生理功能。脾主运化包括运化谷食和运化水饮两个方面。

（1）运化谷食　是指脾将食物化为精微物质，并将其吸收和转输到全身的功能。饮食物经胃初步消化，下输小肠作进一步的消化吸收，均是在脾气的推动下进行，而所化生的精微物质，又须依赖脾的转输才能输送至全身。脾转输方式有二：一是脾直接将精微物质布散至全身脏腑、经络、四肢百骸而发挥其营养作用；二是上输于心肺，化生为气血，再运达全身以起营养作用。

脾的运化功能正常，称为“脾气健运”，可为化生精、气、血、津液等提供充足的原料，表现为食欲正常、精力充沛、面色红润、形体健壮。

病变：脾主运化功能减退，称为“脾失健运”，可出现纳呆、食后腹胀、便溏等饮食物消化吸收障碍的症状。日久，因气血生化乏源，则全身气血不足，可见面色无华、形体消瘦、神疲倦怠、气短乏力等症。

（2）运化水饮　是指脾将水饮化为津液，并将津液吸收、输布到全身的生理功能。人体摄入的水饮在脾气的推动下，经胃、小肠、大肠等的协同作用，化生成津液。脾转输津液的途径：一是转输、布散至全身脏腑、经络、四肢百骸；二是将津液上输于肺，经肺气宣发与肃降而输布全身。代谢后的水液则通过肾、膀胱的气化作用，形成尿液排出体外。脾气健运，则津液化生充足，输布正常。

病变：脾失健运，或为津液生成不足，或致水液停滞体内，形成水湿痰饮等病理产物。

运化谷食和运化水饮，是脾主运化的两个方面，二者是同时进行的。

2. 主升

主升，本指脾气的运动特点以上升为主，也蕴含脾的升清和升举功能。

（1）升清　是指脾主运化，将消化吸收的水谷精微从中焦向上输送至心肺、头目，化生气血，营养全身的作用。脾气健运，清气得升，则气血生化有源，生命活动力旺盛。

病变：脾气虚弱，不能升清，可见头晕目眩、神疲乏力等头目清窍失养之症；若清气不升，滞于中焦，可见腹胀、纳呆；若清气下陷，可见便意频频、久泻久痢。

（2）升举　是指脾气升托内脏，具有维持人体内脏位置相对恒定的作用。

病变：脾气虚弱，无力升举，中气下陷，可见脱肛、胃下垂、肝下垂、肾下垂及妇女子宫下垂等内脏下垂性病证。

3. 主统血

统，有统摄、控制的意思。脾主统血，是指脾气有统摄血液行于脉中，不致其逸出脉外的功能。

脾气统摄血液的功能，实际上是气固摄作用的体现。脾气健旺，气足而固摄作用正常，血液则能循行于脉管之内而不致外逸。

病变：脾失健运，气虚固摄作用减退，则血液失去统摄而逸出脉外，可见各种出血，如便血、尿血、崩漏等脾不统血的表现。

（二）脾的系统联系

脾的系统联系：在体合肌肉，主四肢，开窍于口，其华在唇，在液为涎，在志为思，与胃相表里；脾在五行属土，为阴中之至阴，通于长夏之气，从而构成一个内外整体联系的脾系统（图 3-3）。

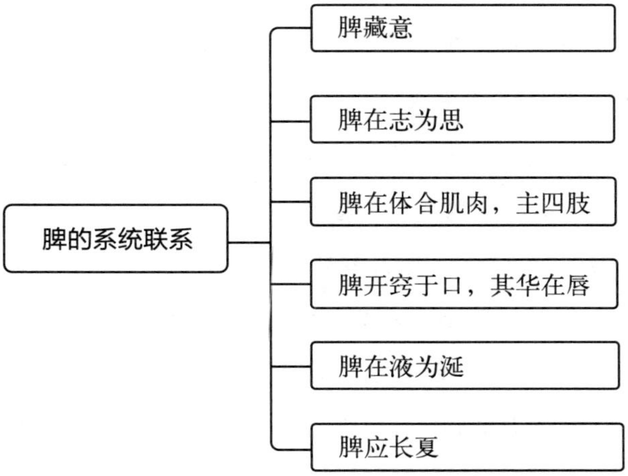

图 3-3　脾的系统联系

四、肝

肝位于腹腔，横膈之下，右胁之内；形似楔形，左右分叶，其色赤紫。

肝的主要功能是主疏泄、主藏血。

（一）肝的主要功能

1. 主疏泄

疏泄，即疏通发泄之意。肝主疏泄是指肝对人体之气具有疏通发泄、通畅条达的作用。肝主疏泄的中心环节是调畅气机。肝的疏泄功能正常，则气机调畅。肝的疏泄功能异常，主要有两方面的病理变化：一是肝的疏泄不及，气机郁滞，临床上常出现胸胁、少腹、两乳等局部的胀痛；二是肝的疏泄太过，导致肝气上逆，临床上主要表现为头目胀痛、面红目赤等症。

肝主疏泄的功能具体体现在以下几方面。

（1）调畅情志　情志活动是脏腑精气对外界刺激的应答。适度的情志活动以气机调畅、气血调和为重要条件。肝的疏泄功能正常，则气机调畅，气血和调，则精神愉快、情志舒畅。

病变：肝疏泄不及，肝气郁结，而引起情志之郁，出现心情抑郁、闷闷不乐、善太息等症；肝疏泄太过，肝气上逆，引起情志活动的亢奋，表现为急躁易怒、失眠多梦等症。同时，情志活动也可影响肝主疏泄功能，正常的情志活动有利于肝之气机的疏泄调畅，而异常的情志活动则可导致肝气郁结或肝气上逆。

（2）协调脾升胃降　肝主疏泄，调畅气机，促进和协调脾的升清和胃的降浊。脾胃升降正常，有助于饮食物的消化、水谷精微的吸收和糟粕的排泄。

病变：肝失疏泄，气机不畅，影响脾的升清功能，可见眩晕、腹胀、飧泄等病证；影响胃的降浊功能，可见胃脘胀满疼痛、恶心呕吐、呃逆、嗳气、便秘等。

（3）促进胆汁分泌与排泄　胆汁是肝的精气化生而成，具有促进消化的作用。肝的疏泄功能有助于胆汁的分泌和排泄。

病变：肝失疏泄，影响胆汁的分泌及排泄，可出现胁肋胀闷、纳食不化、厌油腻食物、口苦，甚至黄疸等病证。

（4）维持血液运行　血液的运行有赖于气的推动和调控。肝主疏泄，调畅气机，气行则血行。

病变：疏泄不及，肝气郁结，影响血液的运行，血液瘀滞，常表现为胸胁刺痛，或癥积；疏泄太过，升发亢奋，则肝气上逆，血随气涌，除头目胀痛、面红目赤外，还可见吐血、呕血等症。

（5）维持津液输布　肝主疏泄，调畅气机，气行则津布。

病变：肝失疏泄，气机郁滞，气不行水，则水液输布、排泄障碍，易产生水湿痰饮等病理产物。

（6）促进排精行经　男子正常的排精、女子正常的排卵与月经来潮等，不仅有赖于肝气的疏泄调达，也是肝肾两脏疏泄与闭藏作用相互协调的结果。肝的疏泄功能正常，气机调畅，与肾气的闭藏功能协同，则男子精液排泄有度、女子月经和排卵正常。

病变：肝失疏泄，肝气郁结，则可出现男子排精不畅或会阴胀痛不适、不育，妇女月经紊乱，或经行不畅，甚或痛经、闭经、不孕等病证。

2. 主藏血

肝主藏血，指肝具有贮藏血液、调节血量和防止出血的功能。

（1）贮藏血液　肝藏血，其作用有三：一是濡养肝及其形体官窍；二是经血生成之源；三是化生和濡养肝气。

病变：肝血不足，一可见筋、爪、目失养，可见筋脉拘急、肢体麻木、屈伸不利，或爪甲薄脆、干枯、易折断，或两目干涩、视物昏花或夜盲等；二可致月经量少，甚或闭经；三可见肝气虚弱，出现疏泄不及的病证。

（2）调节血量　在正常情况下，人体各部分血量是相对恒定的，但因机体活动量的增减、情绪的变化，以及外界气候的变化等因素，人体各部分所需血量亦随之而有所改变。如当机体活动剧烈或情绪激动时，肝通过疏泄将肝所贮藏的血液向机体的外周输布，以供机体之需；当机体处于安静休息或情绪稳定时，外周的血量需求相对减少，部分血液就归藏于肝。

（3）防止出血　肝为藏血之脏，具有收摄血液、防止出血的功能。其机制主要是：肝气充足，能固摄肝血而不致出血；二是肝气疏泄，畅达气机，维持血液正常运行而不出血；三是肝主凝血，肝阴肝阳协调配合，可发挥凝血作用。

病变：肝藏血功能失常，可见吐血、呕血、咯血、崩漏，以及其他出血病证。

（二）肝的系统联系

肝的系统联系：在体合筋，其华在爪，开窍于目，在液为泪，在志为怒，与胆相表里；肝在五行属木，为阴中之少阳，通于春气，从而构成一个内外整体联系的肝系统（图 3-4）。

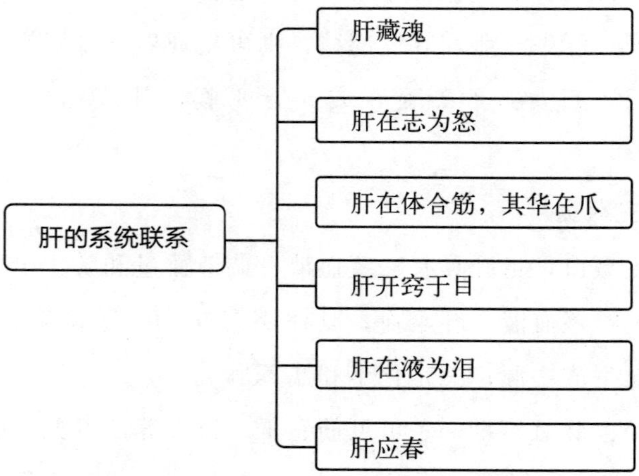

图 3-4　肝的系统联系

五、肾

肾位于腰部，脊柱两侧，左右各一。椭圆弯曲，形如豇豆。

肾的主要功能是主藏精、主水液、主纳气。

（一）肾的主要功能

1. 肾藏精

肾藏精是指肾具有封藏和贮存人体精气的作用。肾中精气的构成，以先天之精为基础，以后天之精为充养。肾精的主要生理作用如下。

（1）主生长、发育与生殖　肾中精气可促进机体的生长、发育与生殖。肾藏精，精化气，肾精足则肾气充，肾精亏则肾气衰。肾中精气的盛衰是机体生、长、壮、老、已的根本（图 3-5）。机体的牙齿、骨骼、头发的生长状态是观察肾中精气盛衰的外候，是判断机体生长发育状况和衰老程度的客观标志。

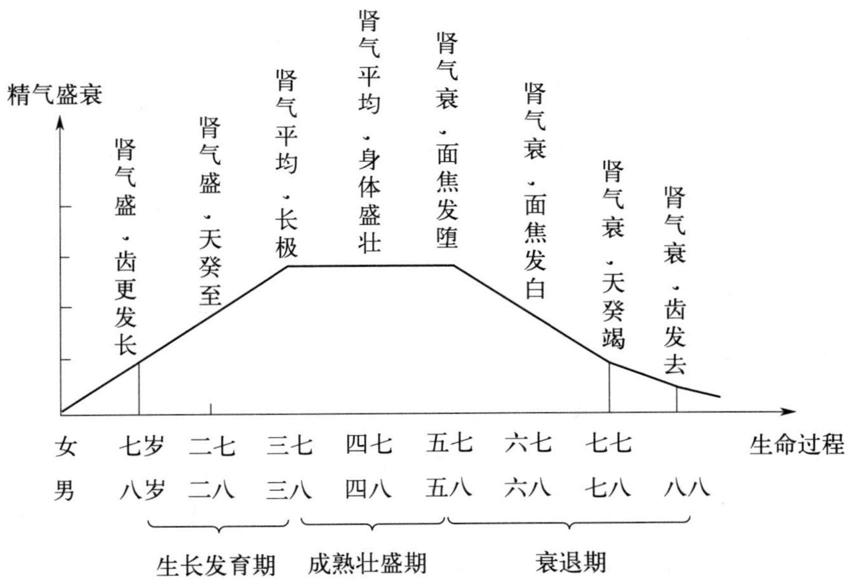

图 3-5　肾中精气的盛衰过程

机体生殖器官的发育、性功能的成熟与维持以及生殖能力等，同样取决于肾中精气的盛衰。青壮年期，由于肾中精气旺盛，不断产生天癸，故能维持正常的生殖功能；由中年进入老年，肾中精气渐衰，天癸的生成随之而减，甚至耗竭，生殖器官日趋萎缩，女子绝经，男子阳事难举，而渐失生殖能力。

病变：肾中精气不足，小儿会出现生长发育迟缓，而见身材矮小，或五迟（立、行、齿、发、语迟）、五软（头项、口、手、足、肌肉软），或头发稀疏、智力低下；成人则表现为未老先衰，可见牙齿松动易落、须发早白易脱、腰膝酸软、精神萎靡或恍惚健忘、耳鸣耳聋、智力减退、反应迟钝等。若肾精亏虚，天癸不足，成年人则见生殖器官发育不良、男子精少不育、女性经闭不孕。

（2）为脏腑之本　肾中精气可分为肾阴、肾阳两种不同的生理效应。其中肾阴对全身脏腑功能起着清凉、宁静、滋养等作用，故又称元阴、真阴；肾阳对全身脏腑功能起着温煦、兴奋、推动等作用，故又称元阳、真阳。肾阴、肾阳对人体脏腑功能起着重要的推动和调节作用。

病变：肾阴不足，阴虚则热，常见低热、潮热、口干咽燥、舌红、脉细数等虚热表现，同时还会出现腰膝酸软和遗精等肾系症状；肾阳不足，阳虚则寒，则会出现畏寒肢冷、舌淡、脉迟无力等虚寒之象，同时还会出现腰膝酸冷、生殖功能减退等肾系症状。

2. 主水液

肾主水，是指肾有主持和调节水液代谢的功能。肾主水的作用主要体现在两方面。

（1）调节与津液代谢相关的脏腑　津液的生成、输布和排泄，是在肺、脾、肾、肝、胃、小肠、大肠、三焦、膀胱等脏腑的共同参与下完成的。肾为脏腑之本，肾气的蒸腾气化、肾阴肾阳的协同，对各脏腑的功能起着重要调控作用，故肾主司和调节着津液代谢的各环节。

（2）调节尿液的生成和排泄　在津液代谢中，下输于肾的津液，在肾气的蒸腾气化作用下，清者上输脾肺，重新参与津液代谢；浊者生成尿液，依靠肾的气化作用进行排泄。

病变：肾的气化失司，主持和调节水液代谢的功能失常，可出现小便清长、遗尿、尿失禁或尿少、水肿等表现；如肾阴不足，虚热与水湿蕴结，则可见尿频而数。

3. 主纳气

肾主纳气，是指肾具有摄纳肺所吸入的清气而维持正常呼吸的功能。呼吸主要由肺所主，但又须依赖肾的摄纳作用，才能保证呼吸的深度，防止呼吸表浅。

病变：肾中精气不足，摄纳无力，可见呼吸浅表，或呼多吸少、动则气喘等病变。

（二）肾的系统联系

肾的系统联系：在体合骨，其华在发，开窍于耳及二阴，在液为唾，在志为恐，与膀胱相表里；肾在五行属水，为阴中之太阴，通于冬气，从而构成一个内外整体联系的肾系统（图 3-6）。

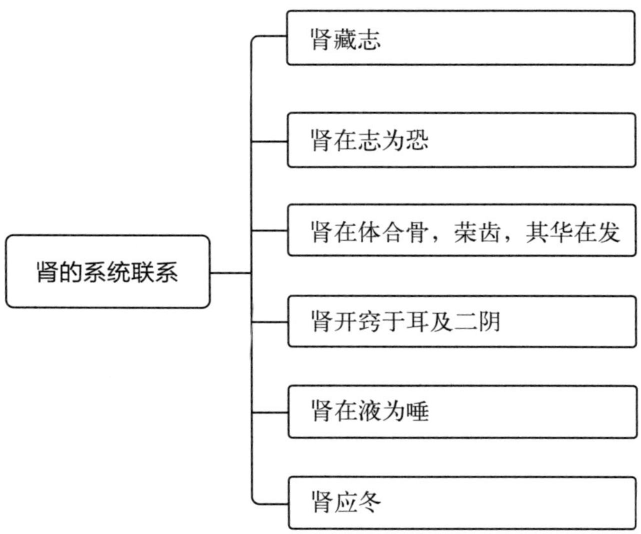

图 3-6　肾的系统联系

附：命门

命门一词，始见于《灵枢·根结》，其云："命门者，目也。"自《难经》始，渐演变成"生命关键之门"，并赋予元阴、元阳，先天之气所蕴，人体生化来源和生命根本等内涵，成为脏腑学说的内容之一。

第三节
六腑

六腑，是胆、胃、小肠、大肠、膀胱、三焦的总称。六腑的主要生理功能是受盛和传化水谷。

一、胆

胆位于右胁下，附于肝之短叶间，胆与肝直接相连。胆既属六腑之一，又属奇恒之腑。胆的生理功能主要是贮藏、排泄胆汁和主决断。

1. 贮藏和排泄胆汁

胆汁由肝之精气化生而成，贮存于胆，注入肠中，参与饮食物的消化和吸收。胆汁的生成和排泄有赖于肝主疏泄功能的控制和调节。

病变：胆汁分泌排泄障碍，影响脾胃的纳运功能，可见胁下胀满疼痛、厌食油腻、腹胀、腹泻等症状；若湿热蕴结肝胆，致肝失疏泄，胆汁外溢，浸渍肌肤，则发为黄疸，出现目黄、身黄、小便黄等症状；若胆气不利，气机上逆，则可出现口苦、呕吐黄绿苦水等症状。

2. 主决断

胆主决断，是指胆具有对事物进行判定、做出决断的功能。胆气充足，则表现为遇事判断准确，勇敢果断。

病变：胆气虚弱，则遇事胆小怯懦，优柔寡断，或遇剧烈刺激，则易于出现胆怯易惊、善恐多梦、惊骇失眠等精神情志异常的病变。

由于胆属中空有腔的囊状器官，内盛胆汁（又称精汁），鉴于胆似脏非脏、似腑非腑的特征，故又为奇恒之腑。

二、胃

胃居膈下，腹腔上部，上连食管，下通小肠。胃的生理功能是主受纳和腐熟水谷、主通降。

1. 主受纳、腐熟水谷

胃主受纳、腐熟水谷，是指胃具有接受和容纳饮食水谷，并对饮食物进行初步消化，形成食糜的功能。胃受纳腐熟功能正常，则食欲、食量及消化正常。

病变：胃受纳、腐熟功能失常，可见食欲不振、纳差食少、胃脘胀满等症状。

2. 主通降

胃主通降，既是胃气运动的特点，也是指胃宜保持通畅下降的功能。饮食经胃腐熟之后，必须下传小肠，进一步消化吸收。胃气的通降，还延续到小肠将食物残渣下传到大肠及大肠传化糟粕。

病变：胃失通降，可见胃脘胀痛、纳呆、厌食或嗳腐吞酸等症，甚者胃气不降反而上逆，则可出现恶心、嗳气、呕吐、呃逆等症。

三、小肠

小肠位于腹中，其上端与胃在幽门相接，下端与大肠在阑门相连。小肠呈迂曲回环叠积之状，是中空的管状器官。其生理功能是主受盛化物、泌别清浊和主液。

1. 主受盛化物

小肠主受盛化物，指小肠具有接受由胃腑下传的食糜，并作进一步消化的功能。小肠接受由胃腑下传的食糜而盛纳之，即受盛作用；食糜在小肠内停留一定的时间，由脾气与小肠的共同作用对其进一步消化，使之化为精微和糟粕两部分，为化物作用。

病变：小肠受盛化物功能失调，可导致消化吸收障碍，表现为腹胀、腹泻或便溏等。

2. 泌别清浊

小肠泌别清浊，指小肠对食糜进一步消化，分别为清、浊两部分。清者，即水谷精微和津液，由小肠吸收，经脾气的转输作用输布全身；浊者，即食物残渣和多余水液，食物残渣通过阑门传送到大肠而成粪便，水液经三焦下渗膀胱而成尿液。小肠泌别清浊功能正常，水液和糟粕各走其道而二便正常。

病变：小肠泌别清浊功能失常，清浊不分，水液并于糟粕，就会导致泄泻。

3. 主液

小肠主液，指小肠在吸收水谷精微的同时，还吸收大量津液的生理功能。小肠吸收的津液和水谷精气，由脾气转输于全身；部分水液通过三焦，下渗膀胱，成为尿液。

病变：小肠实热，可见小便短少、赤涩灼痛等症。

四、大肠

大肠位于腹腔之中，其上口在阑门处与小肠相接，其下端连肛门。其生理功能主要是传导糟粕和主津。

1. 传导糟粕

大肠主传导糟粕，指大肠接受由小肠下传的食物残渣，吸收其中多余的水液，形成糟粕，经肛门排出粪便的功能。

大肠传导糟粕的功能，还与胃气的通降、肺气的肃降、脾气的运化、肾气的推动和固摄有关。

病变：大肠传导糟粕的功能失常，则排便异常，可见大便秘结或泄泻。若湿热蕴结大肠，大肠传导失司，可见腹痛、里急后重、下痢脓血等症。

2. 大肠主津

大肠主津，指大肠接受由小肠下传的食物残渣，吸收水分，燥化使之形成粪便的功能。

病变：大肠主津功能失常，食物残渣中的水分不能被吸收，水与糟粕俱下，可见肠鸣、腹痛、泄泻等症；若大肠实热，消烁津液，或大肠津亏，肠道失润，则可见大便秘结不通。

五、膀胱

膀胱位于小腹部，是中空的囊状器官。其上有输尿管与肾相连，下有尿道，开口于前阴。膀胱的生理功能是贮存和排泄尿液。

1. 贮存尿液

人体的津液通过肺、脾、肾等脏腑的作用，布散全身，发挥其滋养、濡润作用，代谢后的浊液，则下归于膀胱贮存。

2. 排泄尿液

膀胱中贮存的尿液达到一定量时，通过肾的气化作用，使膀胱开合有度，及时排出体外。

膀胱贮尿和排尿的功能，主要依赖于肾的气化和固摄功能。肾气充足，气化正常，固摄有权，则膀胱开合有度，表现为贮尿、排尿功能正常。

病变：肾气不固，则膀胱不约，开多合少，可见遗尿、尿频、小便余沥，甚或小便失禁等症；若气化失司，合多开少，则可见尿少、尿闭、水肿等病证。膀胱湿热，则见小便赤涩疼痛、尿急尿频等症。

六、三焦

历代医家对三焦的认识众多，主要有三种观点：一指六腑之三焦；二指部位之三焦；三指三焦辨证。

（一）六腑之三焦

六腑之三焦，是分布于胸腹腔的一个“大腑”，故有“孤腑”之称。其主要生理功能：通行诸气和运行水液。

1. 通行诸气

三焦是一身之气上下运行的通道。元气由肾中精气化生，通过三焦而布散全身，激发和推动各脏腑组织的功能。宗气以三焦为通路自上而下达于脐以资助元气。三焦有主持诸气，总司全身气机和气化的功能。

病变：三焦通行诸气功能失常，气道壅滞，则必致气滞胀满等。

2. 运行水液

三焦是全身津液上下输布运行的通道。人体的津液代谢虽由多个脏腑共同协调完成，但必须以三焦为通道，才能正常输布排泄。

病变：三焦水道不利，气化功能障碍，可见尿少、水肿、小便不利等病证。

（二）部位之三焦

（1）上焦　指横膈以上的部位，包括心、肺与头面部。上焦心肺具有升发、布散气血津液的作用。

（2）中焦　指横膈至脐之间的部位，包括脾、胃、肝、胆、小肠等脏腑。其中，肝的部位虽属中焦，但其功能与肾密切相关，病则常见肝肾同病，故于三焦辨证中将肝归于下焦。中焦脏腑的主要生理功能是消化水谷，吸收、输布水谷精微及化生气血。

（3）下焦　指脐以下的部位，主要包括肾、大肠、膀胱、女子胞等脏腑。主要功能是排泄糟粕和尿液。

（三）辨证之三焦

辨证之三焦，指三焦作为温病的辨证纲领。三焦辨证为温病发生发展过程中由浅及深的三个不同病变阶段。

第四节
奇恒之腑

奇恒之腑是脑、髓、骨、脉、胆、女子胞的合称。奇恒之腑形态多中空有腔而似腑，主贮藏精气似脏。除胆以外，其余皆无表里配合，似脏非脏，似腑非腑，故称奇恒之腑。

一、脑

脑居颅内与脊髓相通，由髓汇集而成。

脑的主要功能：主宰生命活动、主司精神活动和主持感觉运动。

1. 主宰生命活动

脑系生命活动的中枢，统帅人体的一切生命活动。脑能行使主宰机体的功能，则脏腑组织得其所主，既能各司其职，又能相互配合，则人体各脏腑功能协调有序。

病变：脑有病患，脏腑失其所主，则功能紊乱，诸病蜂起，甚则生命活动终止。

2. 主司精神活动

脑具有主司人体精神活动的功能。精髓充，脑得所养，表现为精神饱满、思维敏捷、记忆力强、语言清晰、情志调和、寐寤正常。

病变：精髓亏虚，脑海不足，或邪扰于脑，可出现精神意识、思维活动及情志方面的异常。

3. 主持感觉运动

眼、耳、口、鼻、舌等感官皆位于头面，与脑相通。脑的功能正常，则感觉敏锐、耳聪目明、嗅觉灵敏、语言流畅而达意、肢体运动自如。

病变：脑功能失常，可出现感觉迟钝、视物不明、听觉失聪、嗅觉不灵、语言謇涩、懈怠而卧、运动障碍等病证。

二、髓

髓，是骨腔中膏脂状的精微物质，为肾精所化生，并得到后天之精的不断充养。藏于骨骼内者为骨髓，藏于脊柱内者为脊髓，藏于颅内者为脑髓。

髓的主要功能：充养脑髓、充养骨骼、化生血液。

1. 充养脑髓

脑为髓之海，精充则髓足而脑健，表现为精神健旺、耳聪目明、思维清晰、智力发达。

病变：肾精不足，脑髓亏虚，小儿可见智力低下、痴呆，成人可见精神不振、眩晕耳鸣、反应迟钝、健忘痴呆等。

2. 充养骨骼

骨髓位于骨腔之中，能充养骨骼。肾精充足，骨髓充盈，骨骼得养，则生长发育正常，骨骼坚强有力。

病变：肾精亏虚，骨髓不充，骨骼失养，在小儿则可致骨骼生长发育迟缓，而见囟门迟闭、骨骼萎软、齿迟等；在成人则可见腰膝酸软、骨质疏松，容易骨折等。

3. 化生血液

肾藏精，精可生髓，髓可化血，精血同源。

病变：肾精亏虚，亦可见血虚证。

三、骨

骨，即骨骼。骨中有腔隙，内藏骨髓，赖髓所养。

骨的主要功能：主司运动、支撑形体和保护内脏的功能。

1. 主司运动

骨与骨的连接处，由筋约束，加以包裹，连结成关节。在机体的屈伸或旋转等运动过程中，骨及关节起着决定性作用。

病变：骨骼有病，则可见肢体活动不利、运动障碍等。

2. 支撑形体

骨骼为人体的支架，具有支撑形体的作用。

病变：髓虚骨弱，支撑无力，可见体能下降，不能久立久行，或行则振摇等症。

3. 保护内脏

如颅骨护脑；胸骨和肋骨相连形成胸廓，可护心与肺等。

病变：骨骼受损，可伤及内脏。

四、脉

脉，又称脉道、血脉、血府，为气血运行的通路。血脉直接连通心肺，由心所主，是一个相对密闭的循环系统，分布于周身。

脉的主要功能是壅遏营血，防止出血。脉为血之府，能约束血液循着脉道运行，保证气血输送到全身，以营养脏腑组织。

病变：脉道损伤，则会出血；脉道不利，则血行受阻，运行迟缓或瘀阻，可致局部脏腑组织缺乏气血之养而引发多种病变。

五、女子胞

女子胞，又称胞宫、胞脏、子宫、子脏，位于小腹部，在膀胱之后，直肠之前，下口与阴道相连。

女子胞的主要功能：主持月经、孕育胎儿。

1. 主持月经

女子胞为女子月经发生处。女子到 14 岁左右，随着肾中精气的充盛，天癸渐充，生殖器官发育成熟，冲、任二脉通盛，女子胞就会发生周期性出血，每月一次，称作月经、月事、月信、经水等。月经按时来潮，说明具备了生殖能力。约至 49 岁，天癸竭，月经闭止。

2. 孕育胎儿

女子受孕后，女子胞即成为孕育胎儿的场所，此时月经停止来潮，大量气血注入冲、任二脉，到达胞宫以养胎，促进胎儿发育直至分娩。

附：精室

精室，男性生殖器官，包括现代解剖学所说的睾丸、附睾、前列腺和精囊腺等，与肾相通，是男子生殖之精的产生和贮藏、施泄之处。主要功能是贮藏精液、生育繁衍。

第五节
脏腑之间的关系

藏象学说以五脏为中心，以精、气、血、津液为物质基础，通过经络系统，将五脏、六腑、奇恒之腑等沟通联系成有机整体。

一、脏与脏的关系

心、肺、脾、肝、肾五脏，既各司其职，又相互配合，密不可分。

1. 心与肺

心与肺的关系，主要体现为气和血的关系。

（1）生理联系（图 3-7）

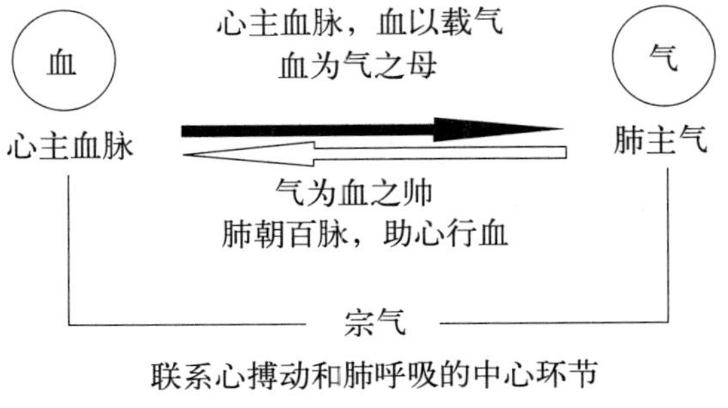

图 3-7　心与肺的生理联系

（2）病变影响（图 3-8）

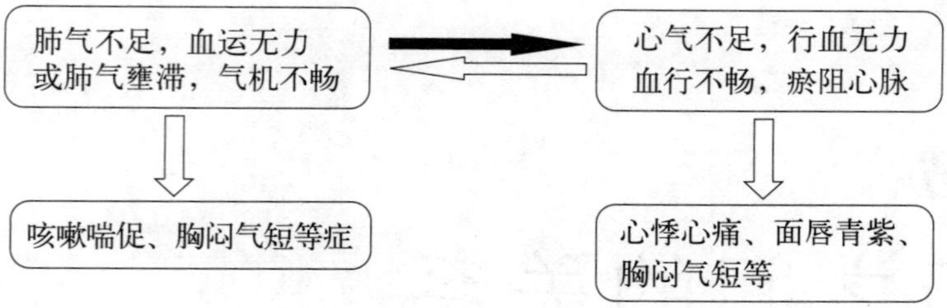

图 3-8　心与肺的病变影响

2. 心与脾

心与脾的关系，主要表现在血液生成及运行方面的相互协调。

（1）生理联系

① 血的生成（图 3-9）

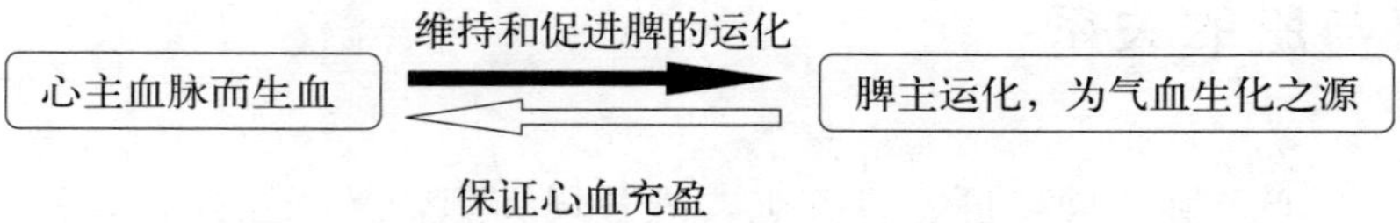

图 3-9　心与脾的生理联系——血的生成

② 血的运行（图 3-10）

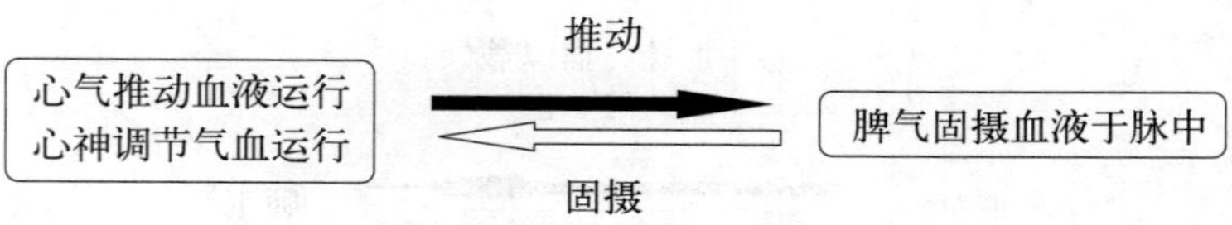

图 3-10　心与脾的生理联系——血的运行

（2）病变影响（图 3-11）

3. 心与肝

心与肝的关系，主要表现在血液运行及精神情志方面。

（1）生理联系

① 血液运行（图 3-12）

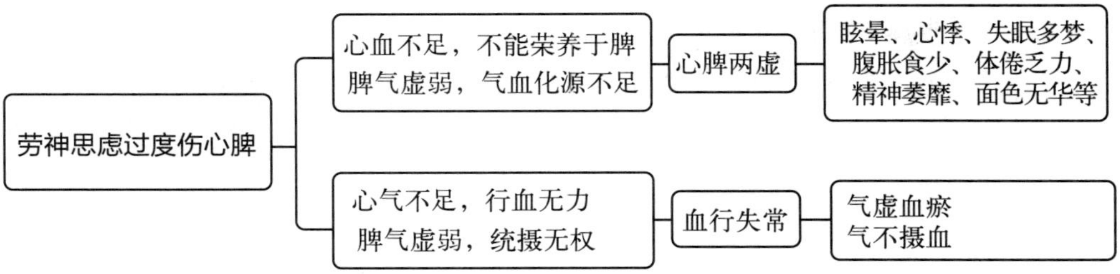

图 3-11　心与脾的病变影响

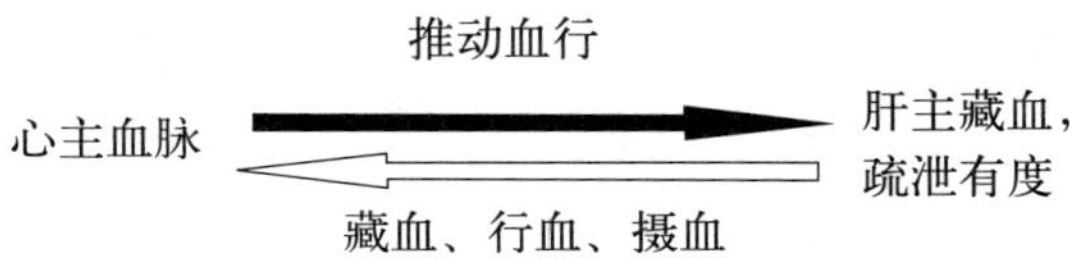

图 3-12　心与肝的生理联系——血液运行

② 精神情志（图 3-13）

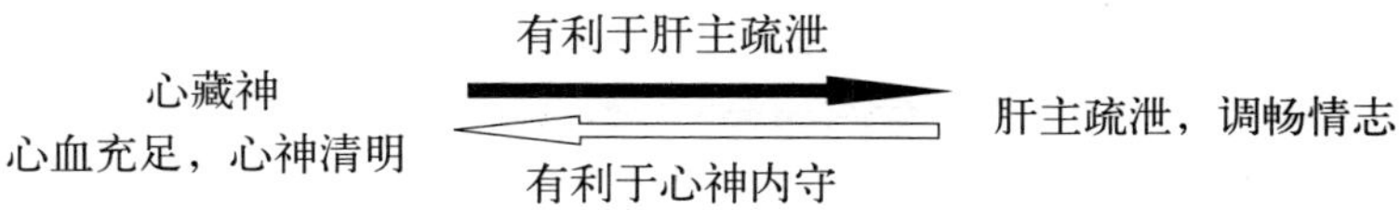

图 3-13　心与肝的生理联系——精神情志

（2）病变影响（图 3-14）

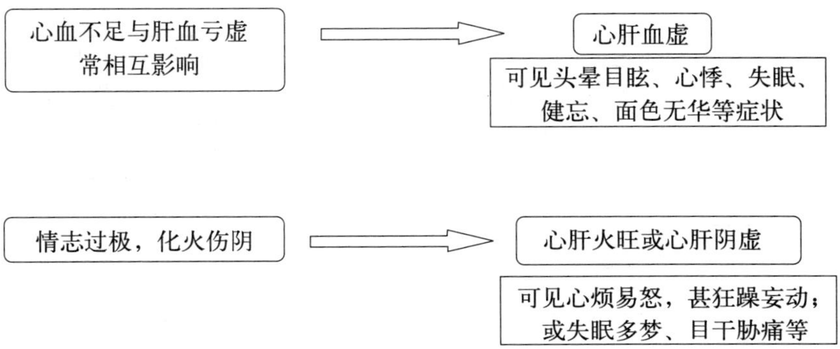

图 3-14　心与肝的病变影响

4. 心与肾

心与肾的关系，主要表现在心肾水火既济、精神互用方面。

（1）生理联系

① 水火既济（图 3-15）

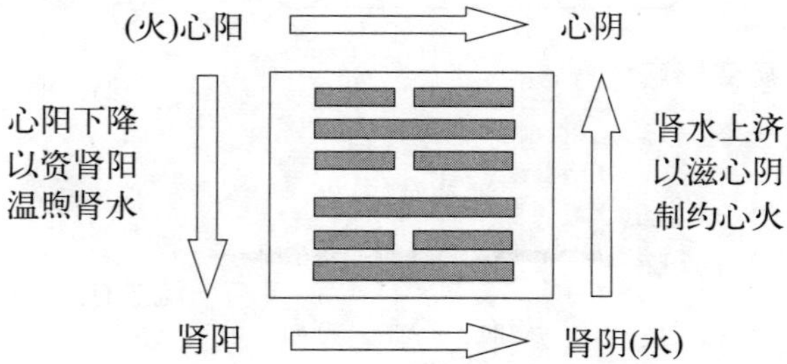

图 3-15　心与肾的生理联系——水火既济

② 精神互用（图 3-16）

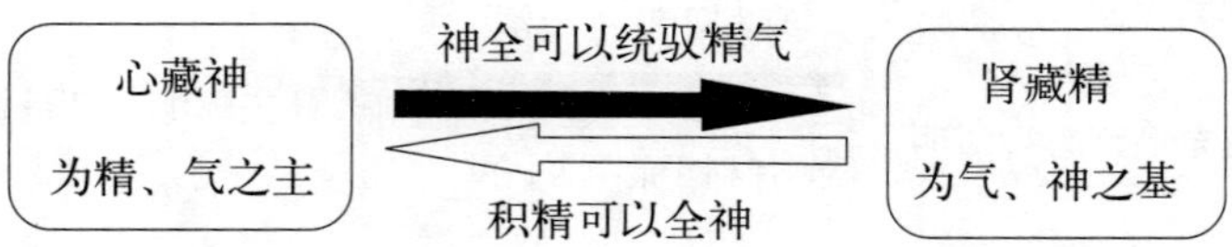

图 3-16　心与肾的生理联系——精神互用

（2）病变影响（图 3-17）

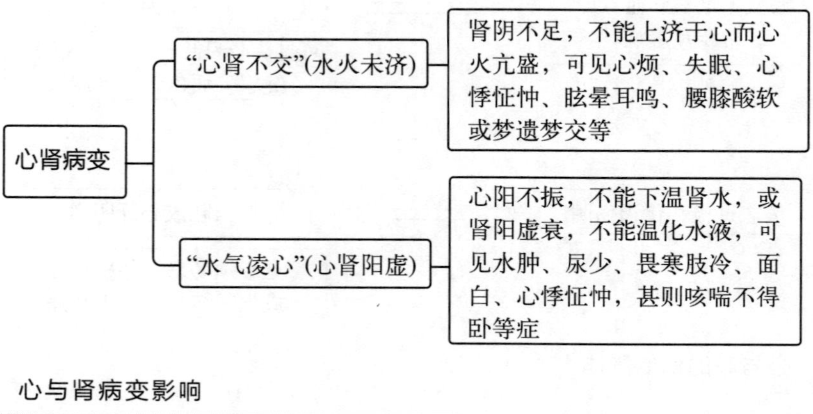

图 3-17　心与肾病变影响

5. 肺与脾

肺与脾的关系，主要表现在气的生成与津液代谢方面。

（1）生理联系

① 气的生成（图 3-18）

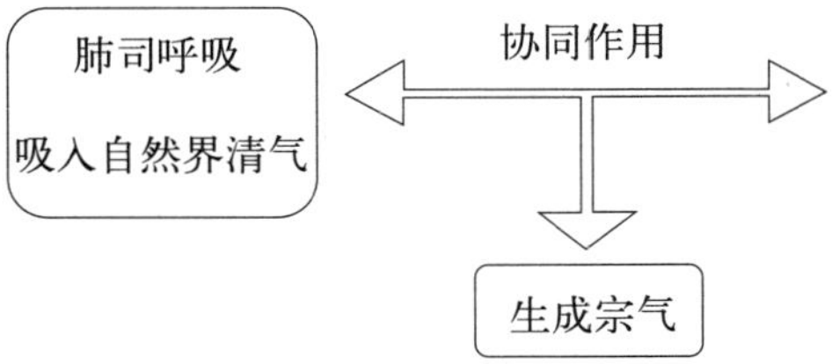

图 3-18　肺与脾的生理联系——气的生成

② 津液代谢（图 3-19）

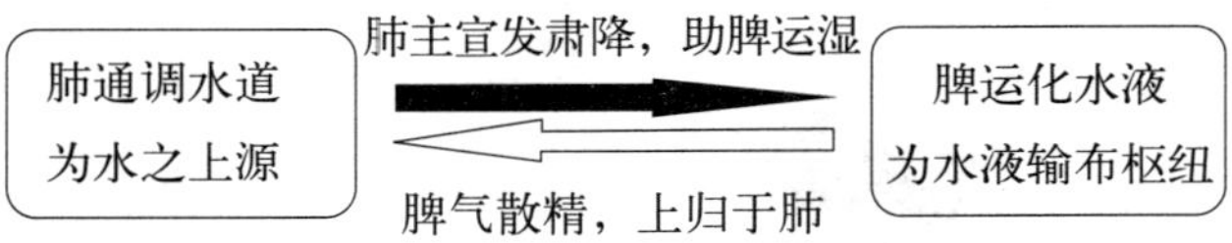

图 3-19　肺与脾的生理联系——津液代谢

（2）病变影响（图 3-20）

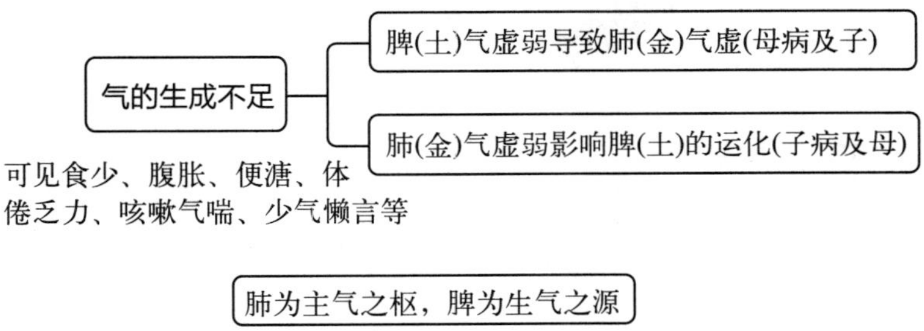

(A)

图 3-20

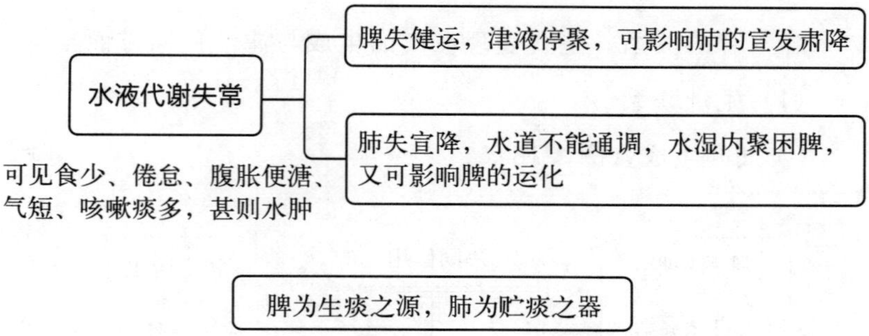

(B)

图 3-20　肺与脾的病变影响

6. 肺与肝

肺与肝的关系主要表现在气机的升降调节方面。

（1）生理联系（图 3-21）

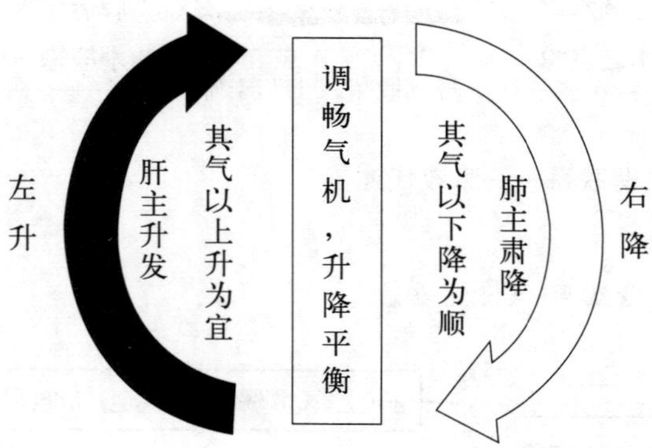

图 3-21　肺与肝的生理联系

（2）病变影响（图 3-22）

7. 肺与肾

肺与肾的关系，主要表现在津液代谢、呼吸运动、阴阳互资三方面。

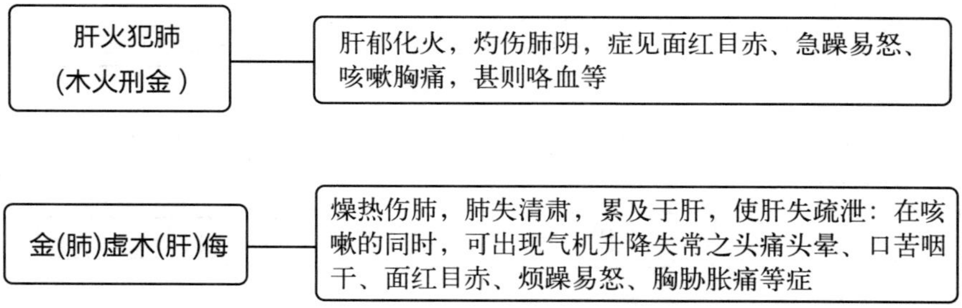

图 3-22　肺与肝的病变影响

（1）生理联系

① 津液代谢（图 3-23）

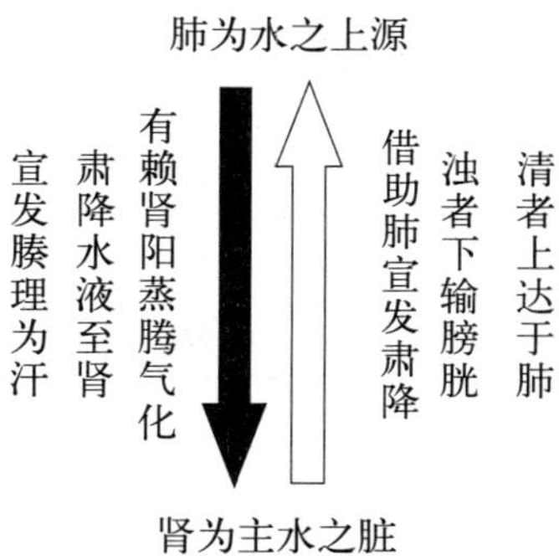

图 3-23　肺与肾的生理联系——津液代谢

② 呼吸运动（图 3-24）

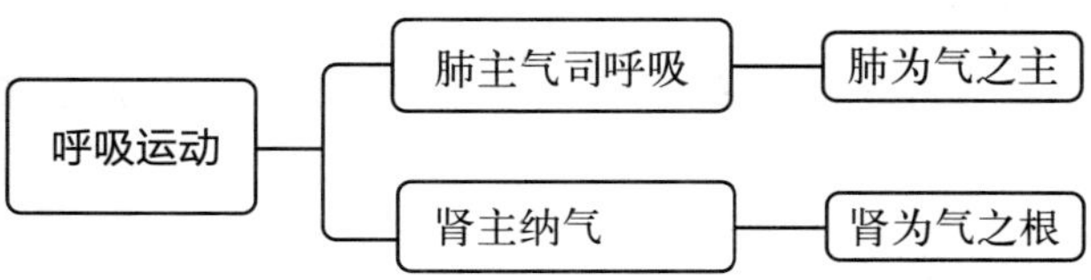

图 3-24　肺与肾的生理联系——呼吸运动

③ 阴阳互资（图 3-25）

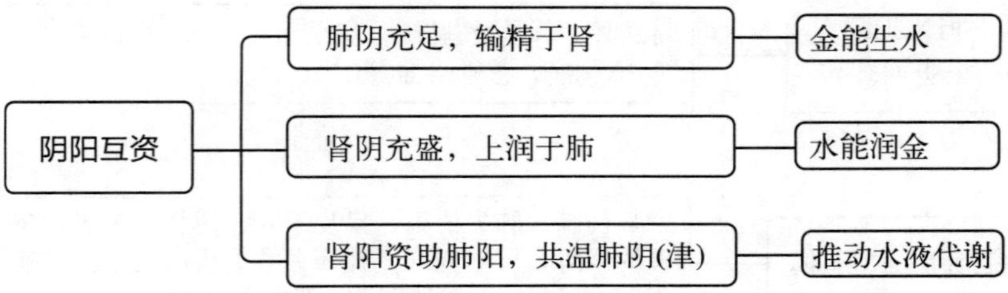

图 3-25 肺与肾的生理联系——阴阳互资

（2）病变影响（图 3-26）

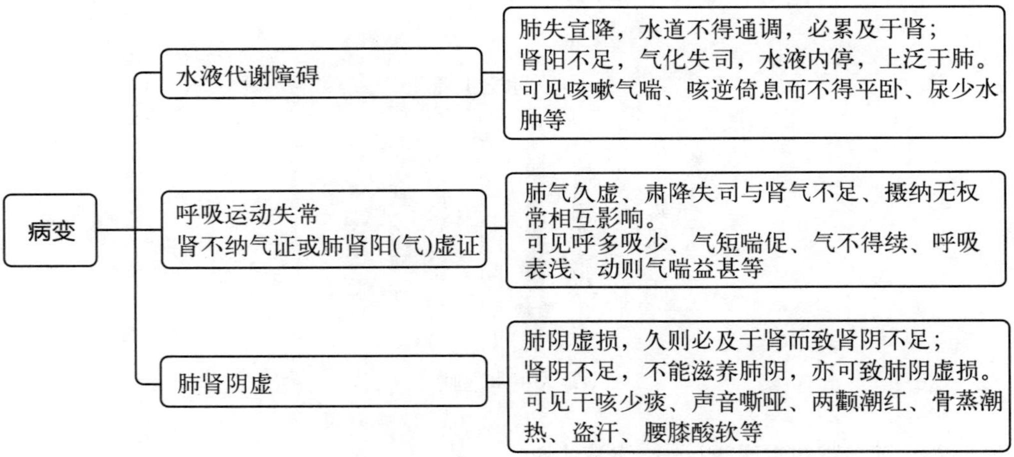

图 3-26 肺与肾的病变影响

8. 肝与脾

肝与脾的关系，主要表现为疏泄与运化、藏血与统血的相互协调关系。

（1）生理联系

① 疏泄与运化（图 3-27）

② 藏血与统血（图 3-28）

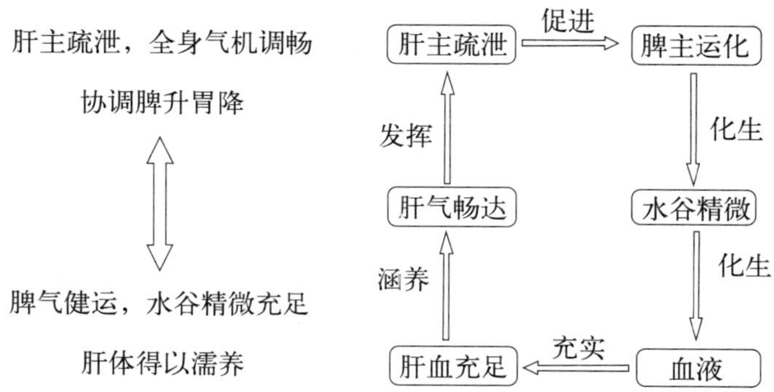

图 3-27　肝与脾的生理联系——疏泄与运化

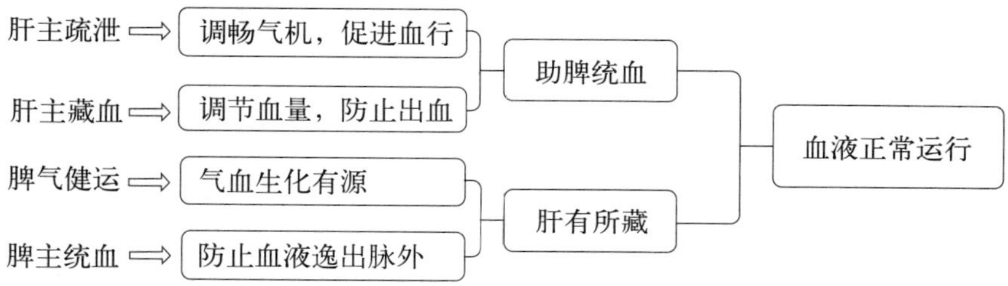

图 3-28　肝与脾的生理联系——藏血与统血

（2）病变影响（图 3-29）

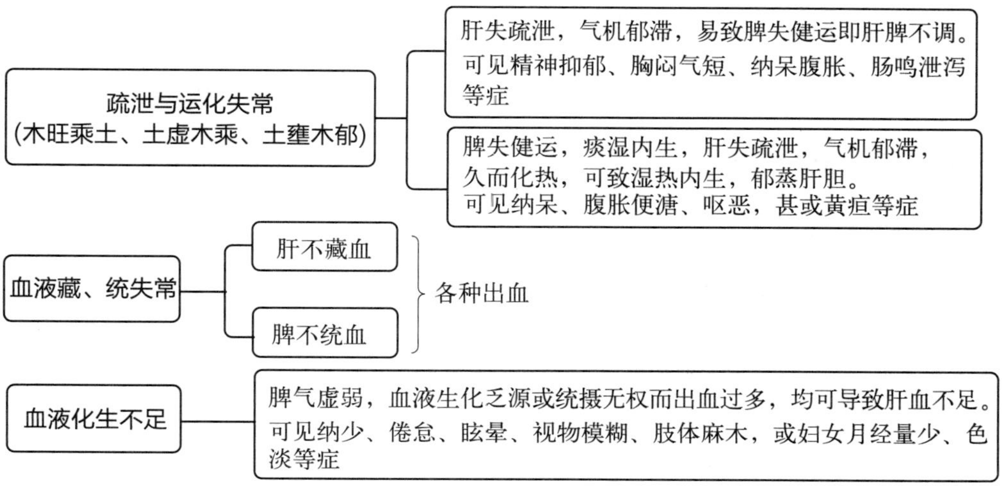

图 3-29　肝与脾的病变影响

9. 肝与肾

肝肾之间的关系，主要表现在精血同源、藏泄互用以及阴阳互资互制等方面。

（1）生理联系（图 3-30）

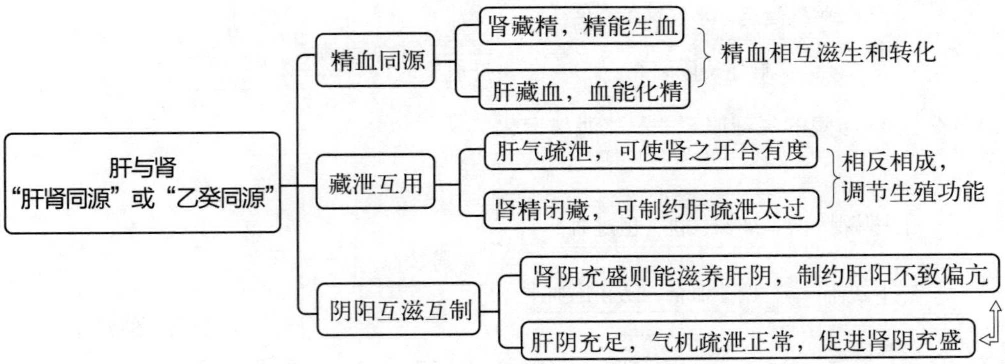

(A)

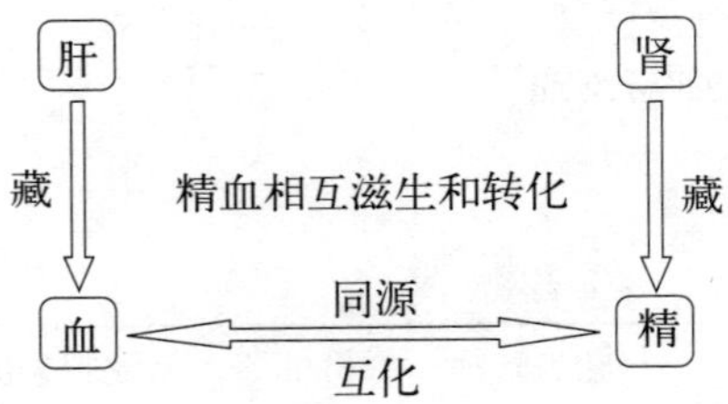

(B)

图 3-30　肝与肾的生理联系

（2）病变影响（图 3-31）

10. 脾与肾

脾与肾的关系，主要体现在先后天相互资生和津液代谢方面。

（1）生理联系

① 先后天相互资生（图 3-32）

② 津液代谢（图 3-33）

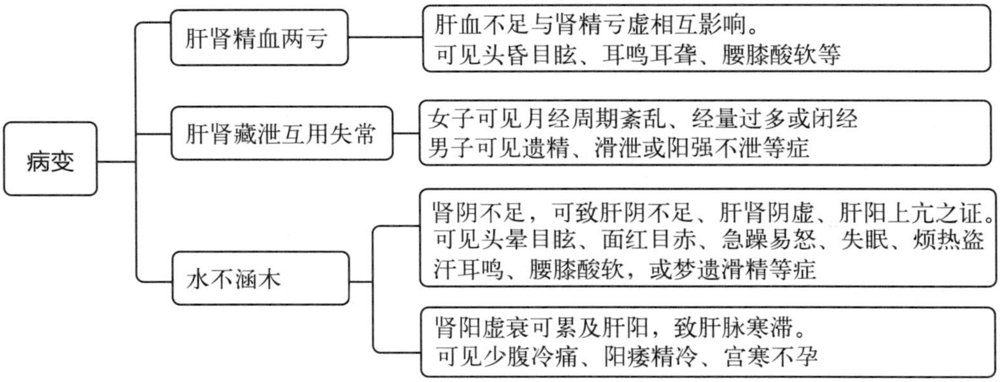

图 3-31　肝与肾的病变影响

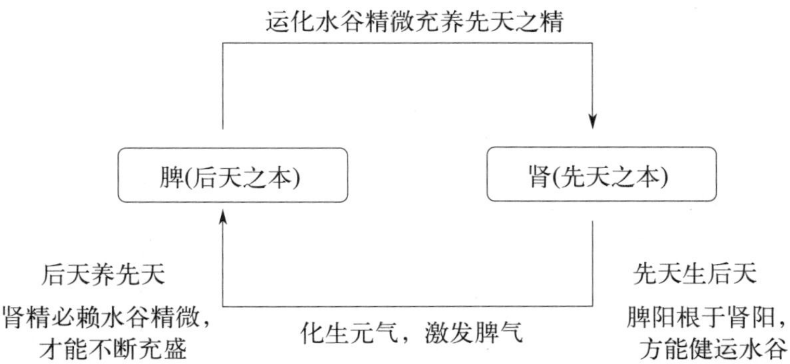

图 3-32　脾与肾的生理联系——先后天相互资生

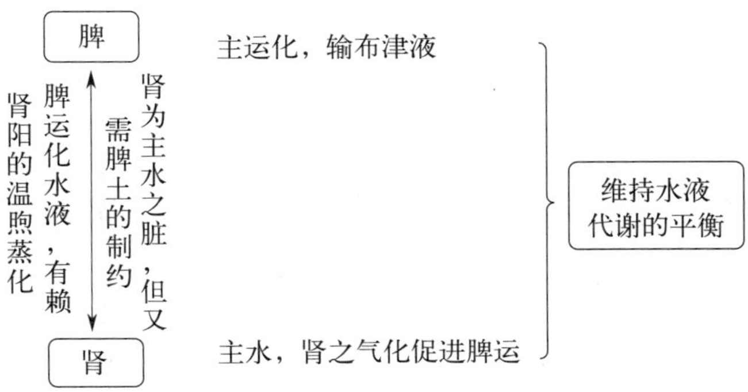

图 3-33　脾与肾的生理联系——津液代谢

（2）病变影响（图 3-34）

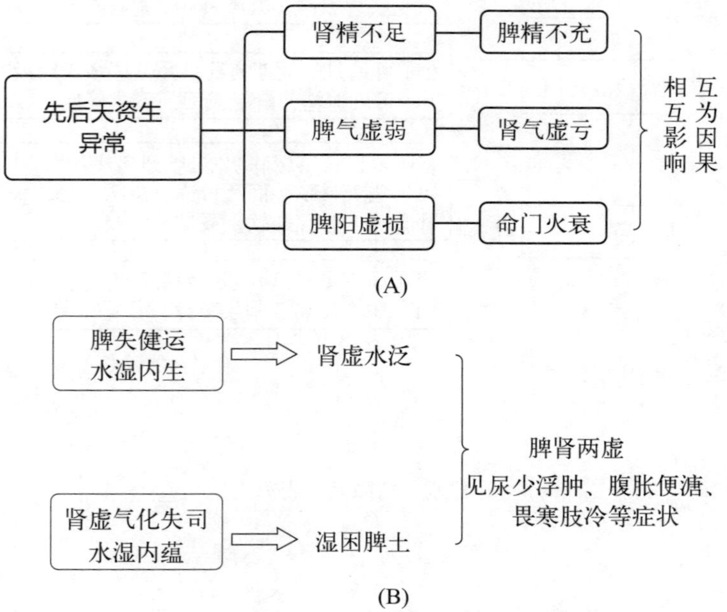

图 3-34 脾与肾的病变影响

二、脏与腑的关系

脏与腑的关系，是脏腑阴阳表里配合关系。

1. 心与小肠

手少阴心经属心络小肠，手太阳小肠经属小肠络心，心与小肠通过经脉相互络属构成了表里相合关系。

生理：心阳的温煦、心血的濡养，有助于小肠化物功能；小肠化物，泌别清浊，清者上输于心肺则可以化生心血。

病变：心火亢盛可下移于小肠，症见尿频、尿赤热疼痛、尿血等症；小肠有热，亦可循经上扰于心，可见心烦、失眠、多梦、舌红、口舌生疮等症。

2. 肺与大肠

手太阴肺经属肺络大肠，手阳明大肠经属大肠络肺，通过经脉的相互络属，肺与大肠构成表里相合关系。

生理：肺气清肃下降，可促进大肠的传导下行；大肠传导正常，糟粕下行，则有助于肺的肃降。

病变：肺失肃降，可致腑气不通，出现肠燥便秘；若大肠实热，传导不畅，腑气阻滞，也可影响肺气宣降，见胸满咳喘等症。

3. 脾与胃

足太阴脾经属脾络胃，足阳明胃经属胃络脾，两者构成表里相合关系。

脾与胃的关系在生理上主要体现在纳运协调、升降相因、燥湿相济三个方面。

（1）纳运协调

生理：胃主受纳腐熟水谷是脾主运化的前提；脾主运化水谷精微，有利于胃的受纳。脾胃纳运协调，共同完成对饮食物的消化、吸收和转输。

病变：脾失健运，可导致胃纳不振；而胃气失和，亦可导致脾运失常，最终可出现纳少、脘痞、腹胀、呕恶、泄泻等脾胃纳运失调病证。

（2）升降相因

生理：脾胃同居中焦，脾气主升而胃气主降，相反而相成。脾主升清，将水谷精微上输，胃才能继续受纳腐熟和通降；胃主降浊，将受纳之水谷、初步消化之食糜通降下行，则有助脾气升运。脾胃升降配合，共同完成对饮食物的消化、吸收和转输。此外，脾胃之气，升降相因，还有助于维持内脏位置的相对恒定。

病变：脾虚气陷和胃气上逆往往并见，表现为脘腹坠胀、头晕目眩、泄泻、嗳气、呃逆、呕吐、内脏下垂等症。

（3）燥湿相济

生理：脾喜燥恶湿；胃喜润而恶燥。脾易湿，得胃阳以煦之则湿化；胃易燥，得脾阴以润之则燥消。两者阴阳相合，燥湿相济，是保证脾胃正常纳运与升降的重要条件。

病变：燥湿不调，则常相互影响。如脾湿太过，在出现头身困重、纳呆、便溏等症的基础上，因湿阻而致胃气不降，又可见嗳气、呕恶、胃脘胀痛等症；胃燥阴伤，又可损及脾阴，表现为饥不欲食、食入不化、口渴、腹胀、便秘、消瘦等症。

4. 肝与胆

胆附于肝叶之间，足厥阴肝经属肝络胆，足少阳胆经属胆络肝，两者构成表里相合关系。

肝与胆的关系，主要表现在同司疏泄和勇怯相成等方面。

（1）同司疏泄

生理：肝的疏泄可促进胆汁分泌与排泄，而胆汁排泄又促进肝主疏泄作用的发挥。

病变：肝气郁滞，可影响胆汁疏利；胆腑湿热，也可影响肝气疏泄，可见胁肋胀痛、厌食油腻、口苦、黄疸等症。

（2）勇怯相成

生理：肝为将军之官，主谋虑；胆为中正之官，主决断。胆主决断与人的勇怯有关，而决断又基于肝之谋虑，肝胆配合则勇怯相成，多谋而善断。

病变：肝胆同病，在精神情志方面可表现为情志抑郁、胆怯易惊、失眠多梦、多谋而寡断或不谋而武断等症。

5. 肾与膀胱

足少阴肾经属肾络膀胱，足太阳膀胱经属膀胱络肾，两者构成表里相合关系。

生理：主要表现在共主尿液方面。膀胱贮尿和排尿依赖于肾的气化功能。肾与膀胱相互协作，共同主司尿液的生成、贮存和排泄。

病变：肾气虚弱，蒸化无力，或固摄无权，可影响膀胱的贮尿排尿，而见尿少、癃闭、水肿或尿频、尿多，甚至尿失禁。膀胱湿热，开合不利，也可影响到肾的气化，出现小便异常。

三、腑与腑的关系

六腑共同的生理功能是受盛和传化水谷，故六腑间的关系主要表现为各腑在水谷的消化、吸收和排泄糟粕过程中的相互配合。

生理：水谷入口，经胃的腐熟，下传于小肠。其间，胆排泄胆汁入小肠，以助小肠消化。经小肠的分清泌浊，清者经脾输布全身；浊者下传大肠，形成大便排泄于外；废液经肾的气化形成小便，经膀胱排泄于外。三焦通行诸气，运行水液，维持整个传化功能的正常进行。六腑分工合作，共同完成对饮食物的消化、精微的吸收和糟粕的排泄。

病变：六腑的传导功能障碍，多表现为壅塞不通及不降，且常相互影响，互为因果。如胆腑有病，降泄胆汁的功能障碍，常可影响胃，出现胁痛、恶心、呕吐苦水、食欲不振等胆胃同病见症；若再影响到小肠，还可见腹胀、泄泻等症。

第四讲

中医诊断学原理与源流

中医诊断学是研究如何诊察病情、辨别病证的基本理论、基本知识和基本技能的一门学科。它是中医基础理论与临床各科之间的桥梁，为中医专业课程体系中的主干课程。其主要任务是研究如何运用各种诊察方法和手段获取患者的病情资料，采用正确的思维方法进行分析，确定病证的临床表现特点与病情变化的规律等方面，为临床疾病的预防、治疗提供依据。

一、中医诊断学的主要内容

中医诊断学由诊法、诊病、辨证和病案四大部分组成。

1. 诊法

诊法是中医诊察、收集病情资料的基本方法和手段，主要包括望、闻、问、切四诊（图 4-1）。

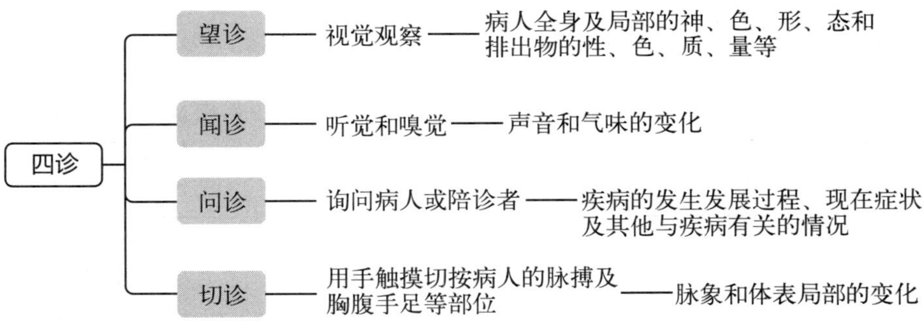

图 4-1 中医四诊方法比较

2. 诊病

亦称辨病，是以中医学理论为指导，综合分析四诊资料，对疾病的病种做出判断，得出病名的思维过程。

3. 辨证

辨证是在中医学理论指导下，对患者的各种临床资料进行分析、综合，从而对疾病当前病位与病性等本质做出判断，并概括为完整证名的诊断思维过程（如 4-1）。

表 4-1　中医症、证、病、辨证概念

属性	概念	含义	举例
症	病人感到的自身异常变化及医生通过四诊获得的异常征象	分析与判断病证的原始依据	症状:头痛 体征:面色白、舌红、脉弦滑
证	疾病发生发展过程中某一阶段病理本质的反映	由一组相关的症状和体征组成,反映病因、病机、病位、病性	如肝胆湿热证:病位在肝胆,病性为湿热,病机为湿热阻滞肝胆,导致疏泄失职
病	在病因的作用下,机体正邪交争,阴阳失调,所出现的具有一定发展规律的病理演变全过程	具体表现出若干特定的症状、体征和各阶段相应的证候	感冒、咳嗽、胸痹、水肿、泄泻、不寐、崩漏、眩晕
辨证	对临床病情资料进行综合分析,判断证候,为论治提供依据的思维过程	八纲辨证、病因辨证、气血津液辨证、脏腑辨证等 8 种	中医疾病诊断:感冒 中医证候诊断:风寒袭表

中医在长期临床实践中，创造了许多辨证方法，如八纲辨证、脏腑辨证、六经辨证、卫气营血辨证、三焦辨证、经络辨证、病因辨证、气血津液辨证等辨证方法，它们之间的相互关系如图 4-2 所示。

4. 病案

又称病历，是对患者的病情、病史、诊断和治疗等情况的翔实记录。病案是医疗、科研、教学的重要资料。

二、中医诊断的基本原理

原理有三：司外揣内、见微知著、以常衡变（图 4-3）。

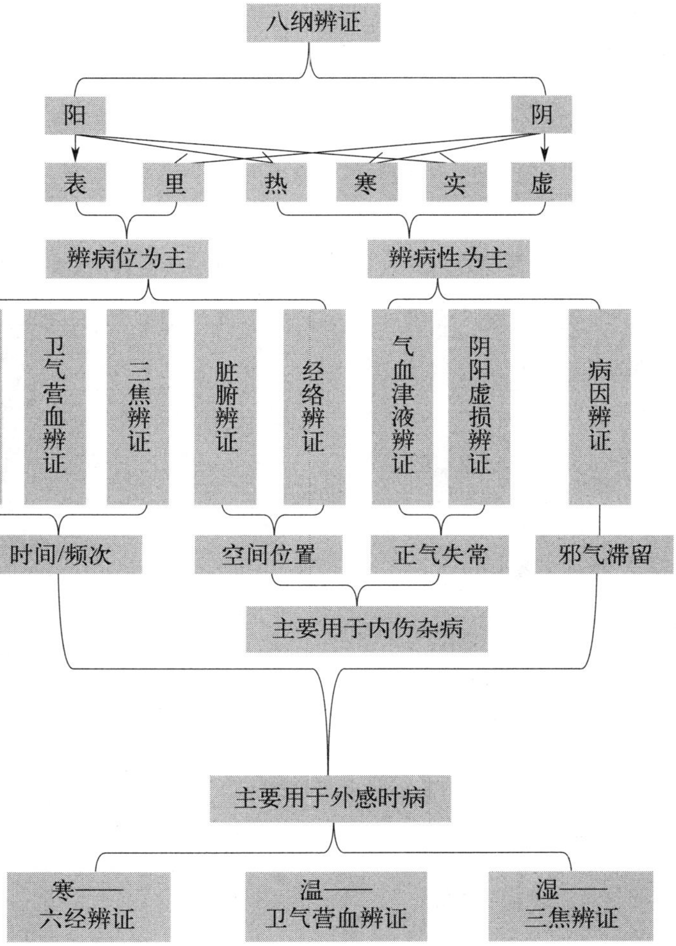

图 4-2　各种辨证方法之间的关系及其临床应用

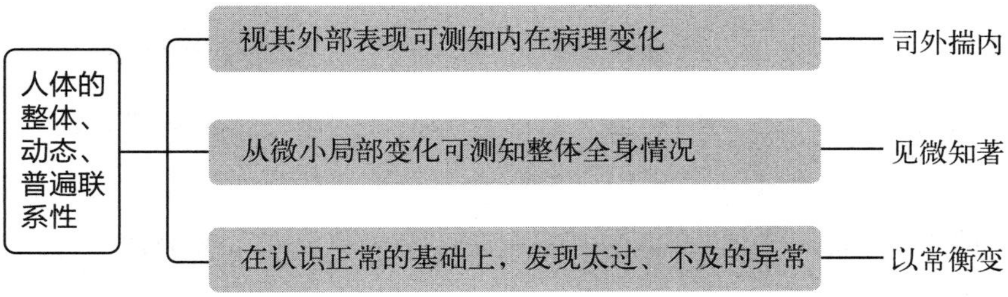

图 4-3　中医诊断学基本原理

三、中医诊断的基本原则

原则有四：整体审察、四诊合参、病证结合、动静统一。

（一）整体审察

或称“审察内外”。人体是一个有机的整体，而且人体与外界环境也是统一的。诊断疾病时即使局部患病，也应考虑到整个人体及外界环境对病证的影响（图 4-4）。

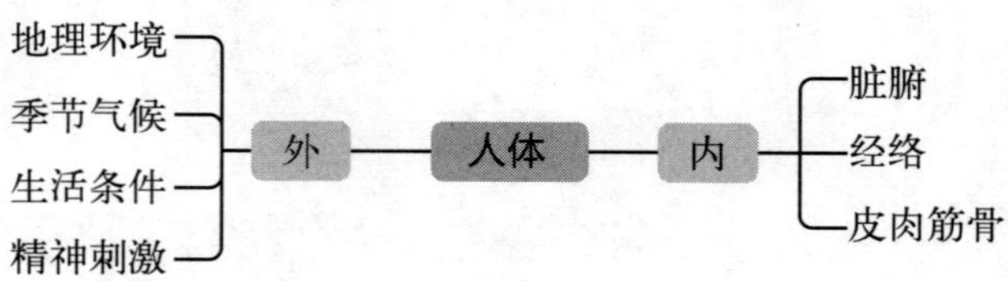

图 4-4　整体审察原理

（二）四诊合参

望、闻、问、切四诊各具有独特的作用，又都有局限性，不能互相替代，必须四诊并用才能全面收集辨证论治所需要的各方面资料。

（三）病证结合

诊断要明确所患疾病及所属证候，把辨病与辨证结合起来。既重视疾病的基本矛盾，又抓住当前主要矛盾，从不同侧面反映疾病本质。

（四）动静统一

中医历来十分强调医学的伦理属性，认为“医乃仁术”，是一种救死扶伤、防病治病的技艺，是通过形象性构想去把握病机及治疗中的规律，探求疾病的本质。中医学概念不是单纯的科学概念，它包含着特定的人文内涵，这是我们在中医病证诊断过程中要掌握的认知思路和研究方法。

其次，需要不断的临床实践。中医诊断学是一门理论性、实践性、科学性很强的学科。在掌握中医学基本理论知识的前提下，要加强临床实践。只有勤学苦练，才会熟能生巧。而且，中医辨证论治讲求“同病异治”“异病同治”，要求医者不仅掌握中医诊断治疗疾病的一般规律，更要娴熟于心，不囿成法，随机应变。

最后，要特别强调的是，要重视医德培养。唐代名医孙思邈在《备急千金要方》之首《大医精诚》篇中指出：“凡大医治病，必当无欲无求，先发大慈恻隐之心，誓愿普救含灵之苦。”为医者必须发扬救死扶伤的人道主义精神，“精”于专业、“诚”于品德，学习之初就要养成严谨的学风和高尚的医德医风。

四、中医诊断学的发展简史

中医诊断疾病的理论与方法肇始奠基很早，《周礼·天官》便有“以五气、五声、五色，其死生”的记载。公元前五世纪著名医家扁鹊，即可“切脉、望色、听声、写形，言病之所在”。对中医诊断学的发展壮大发挥了重要作用的医家和医著，应有所了解，如图 4-5 所示。

近代曹炳章《彩图辨舌指南》集历代医家论舌于一书，是舌诊的重要著作。陈泽霖等的《舌诊研究》、赵金铎的《中医症状鉴别诊断学》《中医证候鉴别诊断学》等，尤其是历版《中医诊断学》教材的编撰，使中医诊断学的内容更为系统、完整、准确。

五、中医诊断学的学习方法

中医诊断学是一门理论性、实践性、科学性很强的学科，它是以中医基础理论、基本知识和基本技能对疾病进行诊断的具体运用，既有理论知识，又有实际操作，还要进行思维分析。因此，学习中医诊断学，必须遵循以下方法：首先，熟悉中医学基本理论；其次，不断进行临床实践；而后，更要注意科学思维能力的培养。

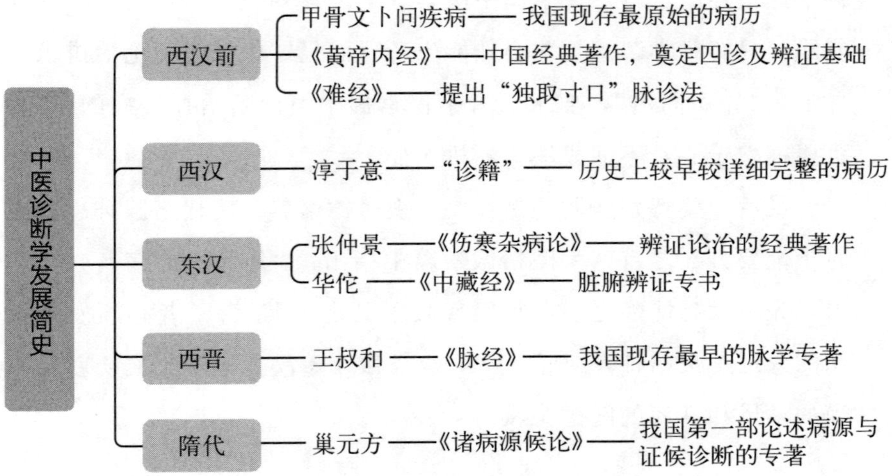

图 4-5 中医诊断学史医家、医著贡献

第五讲

诊法

第一节
望诊

望诊是医生运用视觉对患者全身和相关部位以及排出物等进行有目的地观察，以收集临床资料，了解病情，诊断疾病的方法。

望诊的主要内容包括全身望诊（神、色、形、态）、局部望诊（望头面、望五官、望躯体、望皮肤）、望舌（舌质、舌苔）等。望诊时先整体观察以获得患者健康状态的总体印象，再进行既全面又有重点的局部望诊。望诊时，医生运用中医学司外揣内、见微知著、以常达变的原理，来测知异常变化与病因。

一、全身望诊

全身望诊，是医生在诊察病人时首先对病人的精神、面色、形体、姿态等整体表现进行扼要观察，以期对病性的寒热虚实和病情的轻重缓急获得一个总体的印象。

（一）望神

望神主要从眼神、神情、气色、体态四个方面进行观察，神主要分得神、少神、失神、假神、神乱五类（表 5-1）。

（二）望色

通过观察病人全身皮肤色泽变化来诊察病情的方法。色即皮肤的颜色，包括青、赤、黄、白、黑五种色调变化；泽即皮肤的光泽，指荣润还是枯槁的变化。临床一般以望面部色泽变化为主。

表 5-1　五类神的临床特征及意义

<table>
<tr><th colspan="2">分类
条目</th><th>得神</th><th>少神</th><th>失神</th><th>假神</th><th>神乱</th></tr>
<tr><td rowspan="2">眼神</td><td>目光明亮度</td><td>目光明亮</td><td>两目乏神</td><td>目光晦暗、呆滞</td><td rowspan="2">虽目似有光，但浮光外露</td><td rowspan="8">常见焦虑恐惧、悲伤抑郁、狂躁妄动、抽搐神昏等</td></tr>
<tr><td>眼球运动</td><td>目珠灵动</td><td>目珠少动</td><td>目珠呆滞</td></tr>
<tr><td rowspan="2">神情</td><td>神志</td><td>神志清楚</td><td>神志清楚</td><td>精神萎靡，或神志昏迷</td><td rowspan="2">虽神识似清，但烦躁不安</td></tr>
<tr><td>表情</td><td>表情自然</td><td>精神不振</td><td>表情淡漠</td></tr>
<tr><td rowspan="2">气色</td><td>面部颜色</td><td>面色荣润</td><td>面色少华</td><td>面色无华</td><td rowspan="2">虽面似有华，但泛红如妆</td></tr>
<tr><td>面部光泽</td><td>含蓄不露</td><td>暗淡不荣</td><td>晦暗暴露</td></tr>
<tr><td rowspan="2">体态</td><td>形体强弱胖瘦</td><td>形体适中</td><td>形体瘦削或肌肉松软</td><td>形体羸瘦</td><td rowspan="2">虽思欲活动，但不能自转</td></tr>
<tr><td>动作灵活与否</td><td>体态自如</td><td>动作迟缓</td><td>动作艰难</td></tr>
<tr><td>临床意义</td><td>—</td><td>正气充足，脏腑精气充盛</td><td>正气不足，脏腑精气轻度损伤</td><td>正气大伤，脏腑精气衰竭</td><td>正气将脱，脏腑精气衰竭</td><td>多见于癫病、狂病、痫病、脏躁等</td></tr>
</table>

1. 常色与病色

面色分为常色和病色，常色应注意区分主色和客色，病色应辨别善色与恶色（表 5-2）。

表 5-2　常色与病色的分类与特征

类型		特点
常色	主色	与生俱来、一生基本不变的面部色泽，通常与种族或遗传因素有关
	客色	受季节气候、地理环境、饮食情绪等因素影响，发生短暂、轻微的面色变化
病色	善色	病色虽显但尚有光泽，表明脏腑精气未衰，胃气尚能上荣于面，多属新病、轻病、阳证，预后较好
	恶色	病色暴露而晦暗、枯槁，是真脏色外露，表明脏腑精气衰败，胃气不能上荣于面，多属久病、重病、阴证，预后较差

2. 五色主病

病色有青、赤、黄、白、黑五种，分别提示不同脏腑和不同性质的疾病（图 5-1～图 5-5）。

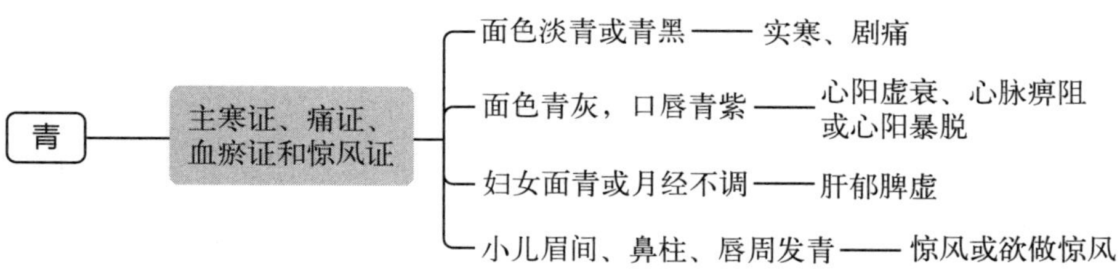

图 5-1　青色主病

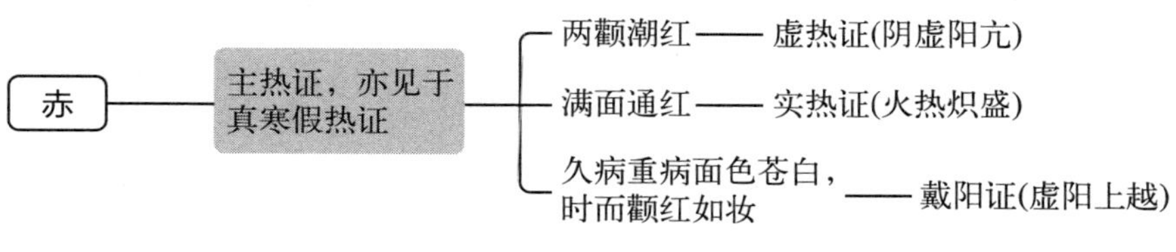

图 5-2　赤色主病

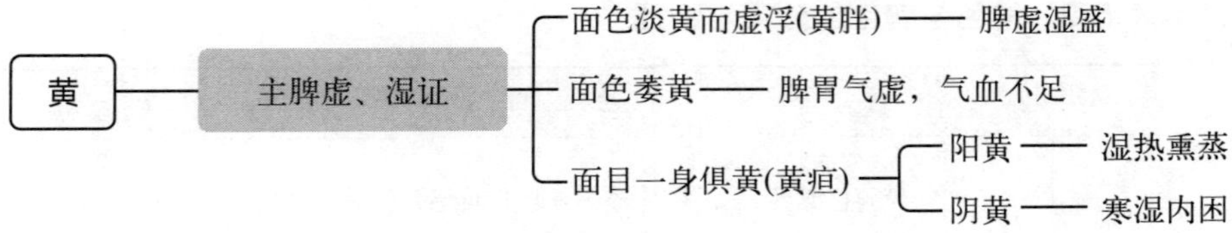

图 5-3　黄色主病

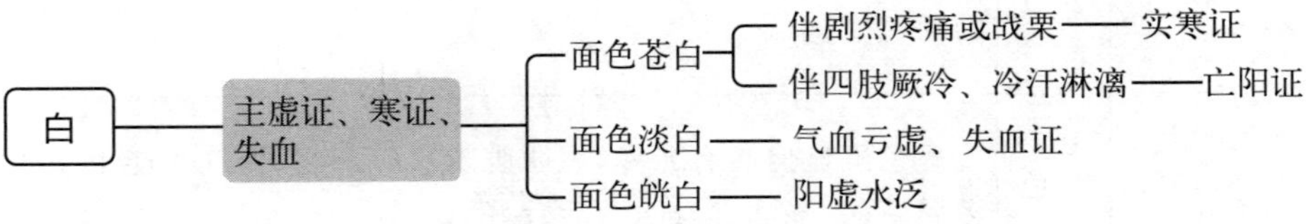

图 5-4　白色主病

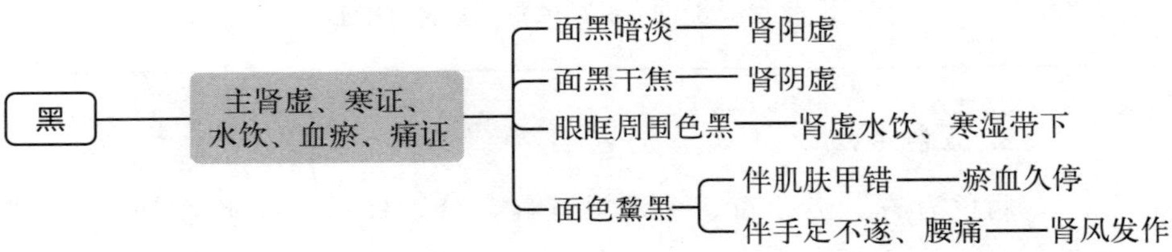

图 5-5　黑色主病

（三）望形体

望形体是指观察病人形体的强弱胖瘦、体质形态和异常表现等来诊察病情的方法（表 5-3）。

表 5-3　形体强弱的临床表现及意义

类型		临床表现	临床意义
形体	体强	骨骼粗大，肌肉充实，皮肤润泽，胸廓宽厚，精力充沛，食欲旺盛	内脏坚实、气血旺盛、抗病力强、患病易愈
	体弱	骨骼细小，肌肉瘦削，皮肤枯槁，胸廓狭窄，精神不佳，食欲不振	内脏脆弱、气血不足、抗病力弱、患病难愈

续表

类型		临床表现	临床意义
形体	体胖	体胖能食，肌肉坚实，神旺有力	形气有余
		体胖食少，肌肉松弛，神疲乏力	形盛气虚
		“肉盛于骨”，脂肪偏多	痰湿积聚
	体瘦	形体虽瘦，但筋骨、肌肉坚实，精力充沛	形气正常
		体瘦食多	中气虚弱
		体瘦食少	中焦有火
		体瘦颧红	阴虚火旺
体质	阴脏人	体形矮胖，头圆颈粗，肩宽胸厚，体多后仰	阴盛阳虚
	阳脏人	体形瘦长，头长颈细，肩窄胸平，体多前屈	阳盛阴虚
	平脏人	体形胖瘦适中	阴阳平衡，气血调匀

（四）望姿态

望姿态是指观察病人的动静姿态和肢体的异常动作来诊察病情的方法。

1. 望动静姿态

主要从病患的坐姿、卧姿、立姿、行态方面进行观察（表 5-4）。

表 5-4　望动静姿态的临床表现及意义

动静姿态	临床表现	病机及临床意义
坐姿	坐而喜俯，咳喘少气	肺虚气少
	坐而喜仰，胸胀气粗	肺实气逆

续表

动静姿态	临床表现	病机及临床意义
坐姿	但坐不得卧,卧则气逆	咳喘肺胀,或饮停胸腹
	但卧不能坐,坐则神疲晕眩	眩晕病或夺气失血
卧姿	卧时向外,身轻能自转侧	热证、实证、阳证
	卧时向内,身重难以转侧	寒证、虚证、阴证
	卧时蜷屈成团	阳虚怕冷
	卧时仰面伸足	阳盛发热
立姿	站立不稳,其态似醉,并见眩晕	肝风内动
	不耐久站,站立时常欲依靠它物支撑	气血虚衰
	叉手扪心,闭目不语	心虚怔忡
	以手护腹,俯身前倾	多为腹痛
行态	行走之际,突然停步,以手护心,不敢行动	真心痛
	以手护腰,弯腰曲背,行动艰难	腰腿病
	行走时身体震颤不定	肝风内动

2. 异常动作

身体异常动作的临床表现和意义见表 5-5。

表 5-5　望异常动作的临床表现及意义

异常动作	病机及临床意义
手足颤动	热盛动风或虚风内动
手足蠕动	虚风内动
四肢抽搐	热极生风,或肝风夹痰所致,见于小儿惊风或痫病
角弓反张	热极生风,多见于破伤风及小儿惊风

续表

异常动作	病机及临床意义
循衣摸床、撮空理线	多因邪热亢盛,耗伤心阴,或久病大虚,元气将脱所致,为失神的恶候,属病危
手足软弱无力,活动受限而无痛	痿病
关节疼痛,活动困难	痹病
猝然昏倒,四肢抽搐,口吐白沫,口中发出猪羊叫声,醒后如常人	痫病
猝然昏倒,四肢厥冷,呼吸自续	厥证
盛夏猝倒,伴面赤汗出	中暑
猝然昏倒,半身不遂,口眼㖞斜,语言不利	中风

二、局部望诊

局部望诊是在全身望诊的基础上，根据病人所述的主要症状，对某些局部进行深入、仔细的观察，以全面收集病情资料，为病证诊断提供可靠的依据。通过望五官九窍、形体等外在局部的异常变化，可了解内部脏腑及整体的病变情况。

（一）望头面

1. 望头部

望头部主要可以诊察肾、脑的病变和脏腑气血的盛衰，应注意观察病人头颅、囟门和头发的形色变化（表 5-6）。

表 5-6　望头部的临床表现及意义

望头部	临床表现	临床意义
头形	小儿头颅膨大,面部较小,伴智力低下	先天不足,肾精亏损,水液停聚于脑

续表

望头部	临床表现	临床意义
头形	小儿头颅狭小，顶尖高突，伴智力低下	先天肾精不足
	小儿前额左右突出，头顶平坦，呈方颅形	肾精不足，或脾胃虚弱，可见于佝偻病、先天性梅毒等
囟门	囟填（囟门高突）	温病火邪上攻，或脑髓病变，或颅内水液停聚
	囟陷（囟门凹陷）	吐泻伤津，气血不足，或先天精气亏虚，脑髓失充
	解颅（囟门迟闭）	先天肾气不足，或后天脾胃虚弱，发育不良
头发	小儿头发稀疏黄软，或枕后发稀	先天不足，后天失养，脾肾亏虚
	小儿发结如穗，枯黄无泽，面黄肌瘦	疳积
	青年白发，伴耳鸣、腰酸	肾虚
	青年白发，伴失眠、健忘	劳神伤血
	发稀不长，或发疏易断	肾虚，或精血不足，或阴虚血燥
	斑秃（突然片状脱发，显露光亮头皮）	血虚受风，或长期精神紧张、焦虑惊恐等情志失调，损伤精血

2. 望面部

面部色泽的变化，能反映气血的盛衰，面部的形态变化也是病证诊断的重要依据。望面部包括望面形、望面容等（表 5-7）。

表 5-7 望面部的临床表现及意义

临床表现		临床意义
面部浮肿	眼睑颜面先肿，发病较速	阳水（外感风邪，肺失宣降）
	面色㿠白，足部下肢先肿，发病较缓	阴水（脾肾阳虚，水湿泛溢）
	兼面唇青紫、心悸气喘、不能平卧	心肾阳衰，水气凌心

续表

临床表现		临床意义
面部浮肿	面部红肿热痛，压之褪色	抱头火丹（热毒内盛，血热搏结）
	面部红肿重者，头肿大如斗	大头瘟（天行时疫，火毒上攻）
腮肿	一侧或两侧腮部以耳垂为中心肿起，边缘不清，局部灼热疼痛	痄腮（外感温毒）
	颧下颌上耳前发红肿起，伴有寒热、疼痛	发颐（阳明热毒上攻）
口眼歪斜	单纯口眼歪斜而无半身瘫痪	风邪中络
	兼半身不遂	中风
特殊面容	惊恐貌	小儿惊风、狂犬病、瘿瘤等
	苦笑貌	新生儿脐风、破伤风

（二）望五官

1. 望目

观察目部不同部位的形色变化，可以诊察脏腑的病变（图5-6），对眼科和内科疾病的诊断都具有重要指导意义。望目应重点观察两眼的神、色、形与态的变化（表5-8）。

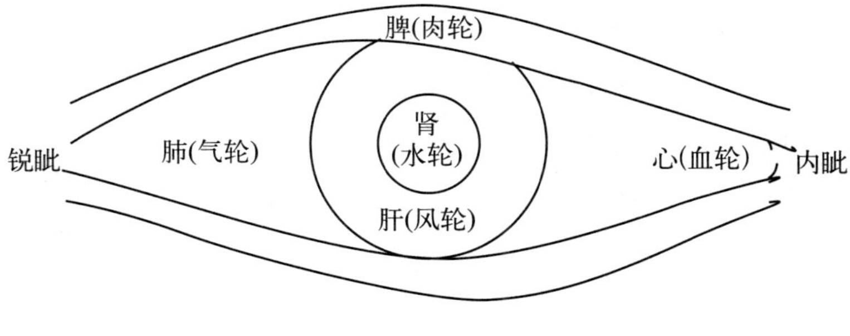

图5-6　目部五脏分属图

表 5-8　望目的临床表现及意义

<table>
<tr><th colspan="3">临床表现</th><th>临床意义</th></tr>
<tr><td rowspan="7">目色</td><td rowspan="4">目赤肿痛</td><td>白睛色红</td><td>肺火,或外感风热</td></tr>
<tr><td>两眦赤痛</td><td>心火</td></tr>
<tr><td>睑缘赤烂</td><td>脾有湿热</td></tr>
<tr><td>全目赤肿</td><td>肝经风热上攻</td></tr>
<tr><td colspan="2">白睛发黄</td><td>黄疸(湿热或寒湿内蕴,肝胆疏泄失常,胆汁外溢)</td></tr>
<tr><td colspan="2">目眦淡白</td><td>血虚</td></tr>
<tr><td colspan="2">目胞色黑</td><td>肾虚</td></tr>
<tr><td rowspan="7">目形</td><td colspan="2">目胞浮肿</td><td>水肿</td></tr>
<tr><td rowspan="2">眼眶凹陷</td><td>—</td><td>吐泻伤津,或气血虚衰</td></tr>
<tr><td>兼形瘦如柴</td><td>脏腑精气竭绝</td></tr>
<tr><td rowspan="2">眼球突出</td><td>兼气喘胸满</td><td>肺胀(痰浊阻肺,肺失宣降)</td></tr>
<tr><td>兼颈前微肿、急躁易怒</td><td>瘿病(肝郁化火,痰气壅结)</td></tr>
<tr><td colspan="2">胞睑红肿,睑缘肿起结节如麦粒,红肿较轻</td><td>针眼</td><td rowspan="2">风热邪毒,或脾胃蕴热上攻于目</td></tr>
<tr><td colspan="2">胞睑漫肿,红肿较重</td><td>眼丹</td></tr>
<tr><td rowspan="8">目态</td><td colspan="2">小儿睡时露睛</td><td>脾气虚弱,气血不足,胞睑失养</td></tr>
<tr><td rowspan="3">目睛凝视</td><td>瞪目直视</td><td>脏腑精气将绝</td></tr>
<tr><td>戴眼反折</td><td>肝风内动,牵引目系</td></tr>
<tr><td>横目斜视</td><td>肝风内动,牵引目系,或目系外伤,或先天所致</td></tr>
<tr><td rowspan="2">闭目障碍</td><td>双目</td><td>瘿瘤</td></tr>
<tr><td>单侧</td><td>中风(中面络)</td></tr>
<tr><td rowspan="2">胞睑下垂</td><td>双睑下垂</td><td>先天不足,脾肾亏虚</td></tr>
<tr><td>单睑下垂</td><td>脾气虚弱,或中风危候、颅脑病变,或外伤</td></tr>
</table>

2. 望鼻

望鼻主要可以诊察肺和脾胃的病变。望鼻应注意观察鼻的色泽、形态及鼻内分泌物的变化（表 5-9）。

表 5-9　望鼻的临床表现及意义

临床表现		临床意义
色泽	淡白	气血两虚，或血虚
	赤	肺脾蕴热
	青	阴寒腹痛
	微黑	肾虚寒水内停
形态	鼻头晦暗枯槁	脾胃虚衰，胃气失荣
	鼻头红肿生疖	胃热，或血热
	鼻端生红色丘疹	酒渣鼻（肺胃湿热，侵入血络）
	鼻柱溃陷	梅毒，或麻风
	鼻翼扇动	哮病、喘病（新病多属肺热壅盛，久病多属肺肾虚衰）
鼻道	鼻流清涕	外感风寒，或阳气虚弱
	鼻流浊涕	外感风热，或肺胃蕴热
	久流腥臭脓涕而不愈	鼻渊（外邪侵袭，或胆经湿热上逆于鼻）
	鼻腔出血	鼻衄（肺胃蕴热，或阴虚肺燥伤及鼻络）
	鼻道内生赘物，气息难通	鼻痔（湿热邪毒壅结鼻窍）

3. 望耳

望耳主要可以诊察肾、胆和全身的病变。耳部望诊，主要是观察耳廓耳色、耳形以及分泌物的变化（表 5-10）。

4. 望口唇

脾开窍于口，其华在唇，足阳明胃经之脉环口唇，故望口唇主要可诊察脾胃的病变（表 5-11）。

表 5-10 望耳的临床表现及意义

临床表现		临床意义
色泽	耳轮淡白	气血亏虚
	耳轮红肿	肝胆湿热，或热毒上攻
	耳轮青黑	阴寒内盛，或剧痛
	耳轮干枯焦黑	肾精亏虚，精不上荣
	小儿耳背有红络	麻疹先兆
形态	耳轮肿大	邪气充盛
	耳廓瘦薄	先天亏虚，肾气不足
	耳轮干枯萎缩	肾精耗竭
	耳轮皮肤甲错	久病瘀血阻络
耳内	耳道流脓水	脓耳(肝胆湿热循经上熏，或肾阴亏虚，虚火上炎)
	外伤后耳道流血水	颅底骨折
	耳道内生赘物	耳痔(湿热痰火上逆，气血瘀滞耳道)
	耳道内局部肿痛	耳疖(邪热搏结耳窍)

表 5-11 望口唇的临床表现及意义

临床表现		临床意义
色泽	淡白	血虚
	深红	热盛
	樱桃红	煤气中毒
	青紫	血瘀
	青黑	寒盛，或痛极，血脉凝滞，血络瘀阻
形态	干燥	津液已伤
	糜烂	脾胃积热上蒸
	口角流涎	脾气虚弱(小儿)，风中络脉，或中风后遗症(成人)

续表

临床表现		临床意义
形态	小儿口腔、舌上满布白斑如雪片	鹅口疮（湿热秽浊之气上蒸于口）
	口腔糜烂疼痛	口疮（心脾积热上蒸）
动态	口开不闭，为口张	肺气将绝
	口闭难开，为口噤	筋脉拘急，可见于中风、痫病、惊风等
	口唇紧聚，为口撮	新生儿脐风，或破伤风
	口角歪斜，为口僻	风邪中络，或风痰阻络
	战栗鼓颌，为口振	阳虚寒盛，或邪正剧争，可见于外感寒邪、温病战汗或疟疾发作
	口角掣动，为口动	动风

5. 望齿龈

观察齿龈的润燥，可以了解胃津、肾液的存亡。望齿龈，主要是观察其色泽与形态的变化（表 5-12）。

表 5-12　望齿龈的临床表现及意义

临床表现		临床意义
牙齿色泽	牙齿干燥	胃阴已伤
	牙齿光燥如石	阳明热甚，津液大伤
	牙齿燥如枯骨	肾阴枯竭，精不上荣
	牙齿枯黄脱落	久病骨绝
	牙齿松动，齿根外露	肾虚或老人
牙齿动态	牙关紧急	肝风内动
	咬牙龂齿	热极生风
	睡中龂齿	胃热，或虫积，或消化不良

续表

<table>
<tr><th colspan="3">临床表现</th><th>临床意义</th></tr>
<tr><td rowspan="2">牙龈色泽</td><td colspan="2">牙龈淡白</td><td>血虚,或气血两虚</td></tr>
<tr><td colspan="2">牙龈红肿疼痛</td><td>胃火亢盛</td></tr>
<tr><td rowspan="3">牙龈形态</td><td rowspan="2">牙龈出血</td><td>兼红肿疼痛</td><td>胃火灼伤龈络</td></tr>
<tr><td>不红不痛而微肿</td><td>脾虚而血失统摄,或肾阴虚而虚火上炎</td></tr>
<tr><td colspan="2">牙龈萎缩</td><td>肾虚</td></tr>
</table>

6. 望咽喉

望咽喉主要诊察肺、胃、肾的病变(表 5-13)。

表 5-13　望咽喉的临床表现及意义

<table>
<tr><th colspan="2">临床表现</th><th>临床意义</th></tr>
<tr><td rowspan="4">形色</td><td>红肿灼痛</td><td>实热证(肺胃热毒壅盛)</td></tr>
<tr><td>嫩红肿痛不显</td><td>虚热证(肾阴亏虚,虚火上炎)</td></tr>
<tr><td>咽部喉核红肿疼痛,甚者溃烂,有黄白色脓点</td><td>乳蛾(肺胃热盛,火毒熏蒸)</td></tr>
<tr><td>咽部假膜色灰白,坚韧不易剥去,重剥出血,旋即复生</td><td>白喉(外感火热疫邪)</td></tr>
<tr><td rowspan="4">脓液</td><td>咽喉红肿高突,触之有波动感,压之柔软凹陷</td><td>已成脓</td></tr>
<tr><td>压之坚硬而无波动感</td><td>未成脓</td></tr>
<tr><td>红肿溃破后出脓黄稠,脓液排出,创面愈合快</td><td>实热证</td></tr>
<tr><td>脓液清稀,排出不尽,创面愈合慢</td><td>虚寒证</td></tr>
</table>

(三)望躯体

望躯体的内容包括望颈项、胸胁、腹部和腰背部等。

1. 望颈项

望颈项应注意观察其外形与动态变化（表 5-14）。

表 5-14　望颈项的临床表现及意义

	临床表现	临床意义
外形	颈前喉结处有肿块突起，可随吞咽上下移动	瘿瘤（肝郁气滞痰凝，或水土失调）
	颈侧、颌下有肿块如豆，推之可移，累累如串珠	瘰疬（肺肾阴虚，虚火内灼，炼液为痰，结于颈部，或外感风火时毒，挟痰结于颈部）
	颈部痈肿、瘰疬溃破后，久不收口，形成管道	颈瘘、鼠瘘（痰火久结，气血凝滞，溃破成脓）
动态	头项强痛不舒，兼恶寒发热	外感风寒，经气不利
	项部强直，不能前俯，兼壮热头痛，甚者神昏抽搐	火热内盛，燔灼肝经，或破伤风等
	睡醒后项部拘急疼痛不舒	落枕（睡姿不当，经络气滞）
	颈项软弱，抬头无力，常见于小儿	肾精亏损，或脾胃虚弱
	久病、重病颈项软弱，头部下垂，目眶深陷	脏腑精气衰竭
	安静状态时人迎脉搏动明显可见	肝阳上亢，或血虚重证
	半卧位或坐位时颈脉明显充盈怒张，平卧时更甚	水肿，或臌胀

2. 望胸胁

望胸胁应注意观察其外形与动态变化（表 5-15）。

3. 望腹部

望腹部应注意观察腹部的形态表现（表 5-16）。

表 5-15　望胸胁的临床表现及意义

临床表现		临床意义
外形	扁平胸	肺肾阴虚，或气阴两虚
	桶状胸	肺胀（久病咳喘，耗伤肺肾，以致肺虚气壅）
	鸡胸 漏斗胸	佝偻病（先天不足或后天失养，肾气不充，骨骼发育异常）
	胸廓两侧不对称	肺痿、肺部手术后；悬饮病、气胸等
	乳房肿溃	乳痈（肝气不舒，或胃热壅滞，或外感邪毒）
呼吸	两侧呼吸不对称	减弱侧胸部患病，可见于悬饮、肺痿、肺肿瘤等
	呼吸急促，胸廓起伏明显	邪热、痰浊阻肺，肺失宣降
	呼吸微弱，胸廓起伏不显	肺气亏虚，气虚体弱
	吸气困难，伴三凹征	痰饮停肺，见于急喉风、白喉等
	呼气困难，伴口张目突、端坐呼吸	哮喘、肺胀等

表 5-16　望腹部的临床表现及意义

临床表现	临床意义
单腹鼓胀，四肢消瘦	臌胀（肝郁脾虚，气滞血瘀，水湿内停）
腹部胀满，周身浮肿	水肿（肺脾肾失调，水湿泛溢肌肤）
腹部局部膨隆	积聚
腹部凹陷	脾胃气虚；吐泻太过
腹壁青筋暴露	臌胀重证

4. 望腰背

望腰背时应注意观察脊柱及腰背有无异常（表 5-17）。

表 5-17　望腰背的临床表现及意义

<table>
<tr><th colspan="2">临床表现</th><th>临床意义</th></tr>
<tr><td rowspan="2">外形</td><td>脊骨过度后弯，甚则背曲肩随</td><td>小儿——骨质未坚，发育障碍；后天失养
成人——脊柱疾患或老年人；
久病——脏腑精气虚衰</td></tr>
<tr><td>脊柱侧弯</td><td>坐姿不良；先天不足；一侧胸部疾患</td></tr>
<tr><td rowspan="2">动态</td><td>脊背后弯，反折如弓，常兼见颈项强直、四肢抽搐</td><td>破伤风（肝风内动，筋脉拘急）</td></tr>
<tr><td>腰部疼痛，活动受限，转侧不利</td><td>寒湿内侵，或跌仆闪挫，气滞血瘀</td></tr>
</table>

5. 望四肢

望四肢时应注意观察四肢、手足的外形变化和动态异常（动态变化可参阅全身望诊中望态的内容）（表 5-18）。

表 5-18　望四肢的临床表现及意义

<table>
<tr><th colspan="2">临床表现</th><th>临床意义</th></tr>
<tr><td colspan="2">四肢浮肿，或足跗肿胀者，按之有凹痕</td><td>水肿</td></tr>
<tr><td rowspan="2">膝部肿大</td><td>红肿热痛，屈伸不利</td><td>热痹（风湿郁久化热）</td></tr>
<tr><td>股胫消瘦，形如鹤膝</td><td>鹤膝风（寒湿久留，气血亏虚）</td></tr>
<tr><td colspan="2">小腿脉络曲张，青筋暴露，形似蚯蚓</td><td>寒湿内侵，或瘀血阻络</td></tr>
<tr><td rowspan="2">手指变形</td><td>一个或数个指（趾）关节呈梭状畸形，活动受限</td><td>梭状指（趾）（风湿久蕴，筋脉拘挛，或兼痰瘀阻络）</td></tr>
<tr><td>指（趾）末端膨大如杵</td><td>杵状指（趾）（久病咳喘，心肺虚损，痰瘀互结）</td></tr>
</table>

（四）望皮肤

观察皮肤色泽、形态变化和皮肤的病变，可了解邪气的性质、脏腑的虚实、气血津液的盛衰以及病情的轻重和疾病的预后（图 5-19、图 5-20）。

1. 望皮肤色泽形态

表 5-19 望皮肤的临床表现及意义

<table>
<tr><th>望皮肤</th><th colspan="2">临床表现</th><th>临床意义</th></tr>
<tr><td rowspan="4">色泽</td><td colspan="2">皮肤发赤，色如涂丹，边缘清楚，热如火灼</td><td>丹毒（风热化火，或湿热化火，或外伤染毒）</td></tr>
<tr><td colspan="2">面目身皮肤、爪甲俱黄</td><td>黄疸</td></tr>
<tr><td colspan="2">皮肤色黑而晦暗</td><td>肾阳虚衰，或劳伤肾精</td></tr>
<tr><td colspan="2">皮肤白斑</td><td>白癜风（风湿侵袭，气血不荣）</td></tr>
<tr><td rowspan="4">形态</td><td colspan="2">皮肤干涩不荣，甚则皲裂、脱屑</td><td>津液已伤，或营血亏虚</td></tr>
<tr><td colspan="2">皮肤干枯粗糙，状若鱼鳞</td><td>肌肤甲错（瘀血久停，肌肤失养）</td></tr>
<tr><td rowspan="2">周身肌肤肿胀</td><td>按之凹陷不起</td><td>水肿</td></tr>
<tr><td>按之即起</td><td>气胀</td></tr>
</table>

2. 望皮肤病变

表 5-20 望皮肤病变的临床表现及意义

<table>
<tr><th>类型</th><th colspan="2">临床表现</th><th>临床意义</th></tr>
<tr><td rowspan="3">斑疹</td><td rowspan="2">斑点大成片，平铺于皮肤，抚之不碍手，压之不褪色</td><td>色深红或紫红，兼身热、面赤、脉数等</td><td>阳斑（热邪亢盛，内迫营血）</td></tr>
<tr><td>色淡青或淡紫，隐隐稀少，兼面白、神疲、脉虚等</td><td>阴斑（脾气虚衰，血失统摄）</td></tr>
<tr><td colspan="2">疹色红，点小如粟米，高出皮肤，抚之碍手，压之褪色</td><td>外感风邪，或外感麻毒时邪，或风寒、风热侵袭营卫</td></tr>
</table>

续表

类型	临床表现	临床意义
水疱	白色小疱疹，晶莹如粟，高出皮肤，擦破流水，多发于颈胸部，四肢偶见，面部不发	白痦［湿热郁于肌表，汗出不彻（湿温病）］
	椭圆形小水疱，晶莹明亮，浆液稀薄，皮薄易破，分批出现，大小不等	水痘（外感湿热时邪）
	口角、唇边、鼻旁出现成簇粟米大小水疱，灼热痒痛	热气疮（外感风热，或肺胃蕴热上熏）
	周身或局部皮肤先现红斑、瘙痒，迅速形成丘疹、水疱，破后渗液，形成红赤湿润之糜烂面	湿疹（湿热蕴结，复感风邪，郁于肌肤）
疮疡	红肿高大，根盘紧束，灼热疼痛，未脓易消，已脓易溃，脓液稠黏，疮口易敛	痈［湿热火毒蕴结，气血瘀滞（阳证）］
	漫肿无头，皮色不变或晦暗，不热少痛，未脓难消，已脓难溃，脓汁稀薄，疮口难敛	疽［气血亏虚，阴寒凝滞（阴证）］
	顶白形小如粟，根硬而深，麻木痒痛，多发于颜面手足，易于扩散	疔（外感风热，或内生火毒）
	形小而圆，红肿热痛不甚，出脓即愈，病位浅表、症状轻微	疖（外感热毒，或湿热内蕴）

三、舌诊

舌诊是通过观察舌质和舌苔的变化，了解机体生理功能和病理变化的诊察方法，是望诊的重要内容，是中医诊法的特色之一。舌诊主要观察舌质和舌苔两个方面的变化。舌质是指舌的肌肉脉络组织，为脏腑气血之所荣。望舌质包括舌的颜色、形质和动态及舌下络脉，以候脏腑虚实、气血盛衰与其运行情况。舌苔是指舌面上附着的一层苔状物，是胃气上蒸所生。望舌苔包括诊察苔质和苔色情况，以分析病邪的深浅、邪正的消长。

（一）望舌的规范化流程

望舌先看舌面的舌质、舌苔，最后观察舌下脉络。望舌面的顺序一般是先总体望舌，对舌体的颜色、胖瘦、运动等有个整体的印象，接着按照舌尖、舌中、舌边、舌根部依次观察局部的变化（图 5-7）。

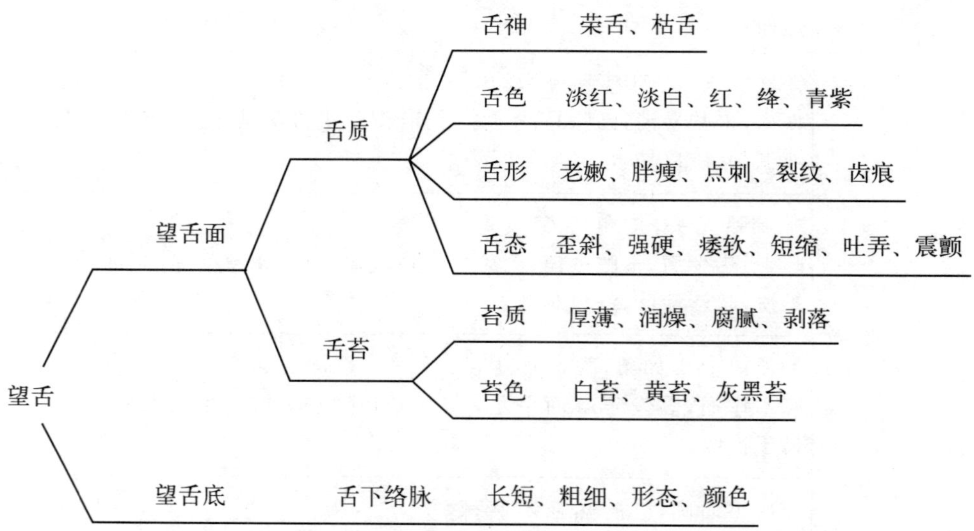

图 5-7 望舌的规范化流程

（二）望舌质

舌质，即舌的本体，故又称舌体，是舌的肌肉和脉络组织。望舌体主要观察舌的荣枯、舌色、形质、动态四个部分（表 5-21）。

表 5-21　望舌质的临床表现及意义

舌质		舌象特征	临床意义
舌神	荣舌	舌色红活明润，舌体活动自如	津液充足、气血充盈、精神健旺
	枯舌	舌色晦暗枯槁，舌体活动不灵	津液匮乏、气血大亏、精神衰败
舌色	淡红舌	以红为主，红中带白或红白适中	正常人或疾病轻浅
	淡白舌	颜色比淡红舌浅淡，白色偏多红色偏少	气血两虚、阳虚
	红舌	较正常舌色红，或呈鲜红色，纯红无白	实热、阴虚内热
	绛舌	较红舌颜色更深，或略带暗红色	里热亢盛、阴虚火旺
	青紫舌	青舌：舌色淡紫而无红色 紫舌：舌色深绛而色暗 淡紫舌：舌淡而泛现青紫 紫红舌：舌红而泛现紫色 绛紫舌：舌绛而现紫色 紫斑或紫点：局部出现紫色斑点、大小不等	主气血运行不畅
舌形	老舌	纹理粗糙或皱缩，坚敛苍老	实证
	嫩舌	纹理细腻，浮胖娇嫩	虚证
	胖大舌	舌体比正常人大而厚，伸舌满口	水湿、痰饮
	肿胀舌	舌体肿大满嘴，甚至不能闭口，舌肌胀急	酒毒或热毒上壅
	瘦薄舌	舌体比正常舌瘦小而薄	气血两虚、阴虚火旺
	裂纹舌	舌红绛有裂纹	热盛伤津
		舌淡白有裂纹	血虚不润
		舌淡白胖嫩，边有齿痕兼有裂纹	脾虚湿盛
		生来舌面有裂沟、裂纹，且有苔附着	先天性舌裂

续表

舌质		舌象特征	临床意义
舌形	点刺舌	舌乳头高突如芒刺，摸之棘手	热盛
	齿痕舌	兼舌淡胖大而润	寒湿壅盛，或阳虚水停
		兼舌淡红	脾虚或气虚
		兼舌红而肿胀满口	湿热痰浊壅滞
		兼舌淡红而嫩，舌体不大	先天性齿痕舌
舌态	痿软舌	舌体伸缩软弱无力	阴虚、气血两虚
	强硬舌	舌失柔和，屈伸不利，或不能转动	热入心包、高热伤津、风痰阻络
	震颤舌	舌体不自主地震颤抖动	肝风内动
	歪斜舌	伸舌时舌体偏向一侧，或左或右	中风、中风先兆
	吐弄舌	吐舌：舌伸口外，不即回缩 弄舌：舌反复吐而即回，或舐唇四周，掉动不宁	心脾有热
	短缩舌	舌体卷短、紧缩、不能伸长	寒凝、痰阻、血虚、津伤

（三）望舌苔

舌苔，指舌面上的一层苔状物，是脾胃之气上蒸胃阴而成。正常的舌苔应该是薄白均匀、干湿适中。望舌苔要注意苔质和苔色两方面的变化（表 5-22）。

表 5-22　望舌苔的临床表现及意义

舌苔		舌象特征	临床意义
苔质	薄苔	透过舌苔能隐隐见到舌体	疾病初起，病邪在表
	厚苔	不能透过舌苔见到舌体	邪盛入里或内有痰饮食积
	润苔	舌苔润泽有津，干湿适度	津液未伤

续表

<table>
<tr><th colspan="3">舌苔</th><th>舌象特征</th><th>临床意义</th></tr>
<tr><td rowspan="7">苔质</td><td colspan="2">滑苔</td><td>舌苔湿润而滑，伸舌欲滴</td><td>痰饮、水湿</td></tr>
<tr><td colspan="2">燥苔</td><td>舌苔干燥少津</td><td>津液已伤</td></tr>
<tr><td colspan="2">糙苔</td><td>苔质干燥粗糙，扪之碍手</td><td>津伤已极</td></tr>
<tr><td colspan="2">腐苔</td><td>苔质疏松，颗粒较大，形如豆腐渣堆积舌面，边、中皆厚，刮之易去</td><td>痰浊、食积</td></tr>
<tr><td colspan="2">腻苔</td><td>苔质致密，颗粒细小，融合成片，如涂有油腻之状，中厚边薄，紧贴舌，刮之难去</td><td>痰饮、食积、湿浊</td></tr>
<tr><td colspan="2">剥落苔</td><td>舌本有苔，疾病过程中全部或部分脱落，脱落处光滑无苔</td><td>胃气不足、胃阴损伤或气血两虚</td></tr>
<tr style="display:none"><td></td></tr>
<tr><td rowspan="8">苔色</td><td rowspan="3">白苔</td><td>薄白苔</td><td>舌上薄薄地分布一层白色舌苔，透过舌苔可以看到舌体</td><td>正常舌苔，疾病情况下主表证、寒证</td></tr>
<tr><td>厚白苔</td><td>苔白而舌边、尖稍薄，中、根部较厚，舌体被舌苔遮盖而不能透出</td><td>湿证</td></tr>
<tr><td>积粉苔</td><td>苔白如积粉，扪之不燥</td><td>温病秽浊湿邪与热毒相结</td></tr>
<tr><td rowspan="3">黄苔</td><td>淡黄苔</td><td>薄白苔上出现均匀的浅黄色</td><td>热轻</td></tr>
<tr><td>深黄苔</td><td>又称正黄苔，苔色黄而略深厚</td><td>热重</td></tr>
<tr><td>焦黄苔</td><td>又称老黄苔，是正黄色中夹有灰褐色苔</td><td>热极</td></tr>
<tr><td rowspan="2">灰黑苔</td><td>灰苔</td><td>苔色浅黑</td><td rowspan="2">邪热炽盛，或阴寒内盛、痰湿久郁等证；色浅而润多主寒；色深而燥多属热</td></tr>
<tr><td>黑苔</td><td>苔色深黑</td></tr>
</table>

（四）望舌下络脉

舌下络脉是舌系带两侧纵行的大络脉。主要观察其粗细、色泽、长度和形态，有无怒张、弯曲等异常改变，然后再观察周围细小络脉的颜色、形态是否有异常（表 5-23）。

表 5-23　望舌下络脉的临床表现及意义

舌下络脉特征	临床意义
细而短，色淡红，周围小络脉不明显	气血不足
呈青紫、紫红、绛紫、紫黑色，舌下络脉粗张、分叉、曲张	血瘀

第二节
闻诊

闻诊包括听声音和嗅气味两个方面的内容，是医生通过听觉和嗅觉了解患者发出的各种声音和气味，以诊察疾病的方法。

一、听声音

听声音是指听患者的语言、呼吸、咳嗽、呕吐、呃逆、嗳气、太息、喷嚏、肠鸣等各种声响，以诊察有关器官的局部病变和体内脏腑病变（表 5-24）。

表 5-24　听声音的内容和临床意义

听声音	名称	特征	临床意义
声音	音哑	金实不鸣	外感或痰湿壅肺，肺失清肃，邪闭清窍（新病——实证）
		金破不鸣	肺肾精气虚衰，失于濡养（久病——虚证）
	失音	语而无声（妊娠失音）	病重；各种原因导致阴虚火旺，肺肾内伤
	惊呼	突然发出的惊叫声	惊恐或剧痛

续表

<table>
<tr><th>听声音</th><th>名称</th><th colspan="2">特征</th><th>临床意义</th></tr>
<tr><td rowspan="6">语言</td><td>谵语</td><td colspan="2">神识不清，语无伦次，声高有力</td><td>热入心包（实热、痰热扰心之实证）</td></tr>
<tr><td>郑声</td><td colspan="2">神识不清，语言重复，时断时续，语声低弱模糊</td><td>心气大伤，精神散乱之虚证，病多危重</td></tr>
<tr><td>独语</td><td colspan="2">自言自语，喃喃不休，见人语止，首尾不续</td><td>气郁痰结，阻闭心窍（癫病、郁病）（实证）；
心气不足，神失所养（虚证）</td></tr>
<tr><td>错语</td><td colspan="2">语言错乱，语后自知言错</td><td>痰湿、瘀血、气滞阻滞心窍（实证）；
心气不足，神失所养（虚证）</td></tr>
<tr><td>狂言</td><td colspan="2">精神错乱，语无伦次，狂躁妄言</td><td>痰火扰神（阳证、实证）</td></tr>
<tr><td>语謇</td><td colspan="2">神志清楚，思维正常但吐字困难、吐字不清楚，或与舌强并见</td><td>风痰阻络、中风先兆或中风后遗症</td></tr>
<tr><td rowspan="5">呼吸</td><td rowspan="2">喘</td><td rowspan="2">呼吸困难，短促急迫，甚则鼻翼扇动、张口抬肩、不能平卧</td><td>发病急骤，气粗声高，胸中胀满，以呼出为快</td><td>邪气壅肺，肺失宣降（实证）</td></tr>
<tr><td>病势缠绵，声低息弱，短促难续，动则喘甚</td><td>肺肾气虚，摄纳无权（虚证）</td></tr>
<tr><td>哮</td><td colspan="2">呼吸急促似喘，喉间有哮鸣音</td><td>宿痰内伏，复感外邪</td></tr>
<tr><td>短气</td><td colspan="2">呼吸短促，不相接续，似喘而不抬肩，气急而无痰声</td><td>痰饮、气滞、瘀血阻肺（实证）；肺脾气虚（虚证）</td></tr>
<tr><td>少气</td><td colspan="2">呼吸微弱，虚怯声低，气少不足以息，言语无力</td><td>肺肾气虚、诸劳虚损、久病体虚</td></tr>
</table>

续表

听声音	名称	特征	临床意义
咳嗽	寒咳	咳声重浊，痰白清稀	风寒束肺或寒邪客肺，肺气上逆
	热咳	咳声不扬，痰稠色黄，咽喉干痛	热邪犯肺，气机壅滞，肺气上逆
	燥咳	干咳无痰，或痰少而黏，不易咳出	阴虚肺燥或燥邪犯肺，肺失清润肃降
	痰咳	咳而声低，痰多易咳，甚则气喘痰鸣	痰湿阻肺，肺失宣降
	百日咳	咳声短促，呈阵发性、痉挛性，连声不断，咳后有鸡啼样回声，反复发作	时邪与伏痰搏结，郁而化热，阻遏气道
	白喉	咳声如犬吠，伴语声嘶哑、吸气困难	肺肾阴虚，火毒攻喉
胃肠异常声音	呕吐	吐势徐缓，声音微弱	虚寒证
		吐势较猛，声音壮厉	实热证
		兼高热神昏，呕吐呈喷射状	邪热入营，扰乱神明，病情危重
		呕吐酸腐味食物	伤食
		口干欲饮，饮后即吐	饮停中焦
		朝食暮吐或暮食朝吐	胃反（胃主降浊功能受阻）
	呃逆（哕）	病程较短，呃声高亢而有力	实热证、寒实证
		病程较长，呃声低微无力	脾胃气衰或阳虚证
	嗳气	嗳气酸腐，脘腹胀痛	食滞胃脘
		嗳气频作，嗳声响亮	肝气犯胃
		嗳气声低，无酸腐气味，食欲减退	脾胃气虚
		嗳气频作，兼脘腹冷痛	寒气犯胃或胃阳亏虚

续表

听声音	名称	特征	临床意义
胃肠异常声音	太息	发出的长吁或短叹声	肝气郁结
	喷嚏	肺气上冲于鼻而发出的声响	新病——实证； 久病——虚证
	肠鸣	腹中胃肠蠕动，辘辘作响，得温得食则减，受寒、饥饿加重	胃肠虚寒
		胃脘部振动有声，如囊裹水，起立或以手按抚则其声下行	水饮停胃
		肠鸣完全消失，且腹部胀痛拒按，或呕吐、便秘	胃肠气滞重证
		腹中雷鸣，脘腹痞满，大便溏泄	风寒湿邪客于肠道

二、嗅气味

嗅气味是指嗅病人体内所发出的各种气味以及分泌物、排泄物和病室的气味（表 5-25）。

表 5-25　嗅气味的内容和临床意义

气味	特征	临床意义
口气	口臭	口腔不洁、龋齿或消化不良
	口气酸臭	宿食内积
	口气臭秽	胃热
	口气腐臭	牙疳或某些内痈溃腐者
	口气蒜臭	有机磷中毒
	口中有金属气味	铅、砷、汞等金属中毒

续表

气味	特征	临床意义
汗气	汗腥膻气	风湿、湿温、热病
	汗气臭秽	瘟疫或暑热火毒入侵
	汗尿臊气	水肿病晚期
	狐臭	湿热内蕴
病室之气	尸臭	脏腑衰败，病属危重
	血腥臭	多患失血证
	尿臊气（氨水味）	水肿病晚期（尿毒症）
	烂苹果气味（酮体气味）	消渴

第三节
问诊

问诊是医生通过对患者或陪诊者进行有目的的询问，了解疾病的发生、发展，诊治过程，现在症状以及其他相关情况，以诊察病情的一种方法。

一、问诊的方法与技巧

问诊水平的高低与知识的掌握和运用（包括医学、人文、逻辑等知识）、问诊的方法与技巧及临床实践的多少等多方面因素有关（图 5-8）。

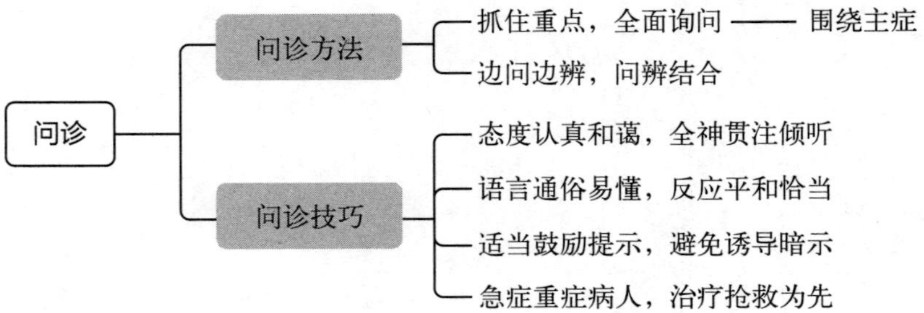

图 5-8　问诊的方法与技巧

二、问诊的内容

问诊的内容主要包括一般情况、主诉、现病史、既往史、个人生活史、家族史。临床上，应根据就诊对象的具体情况，如初诊或复诊、门诊或住院等，进行系统而有重点的询问（图 5-9）。

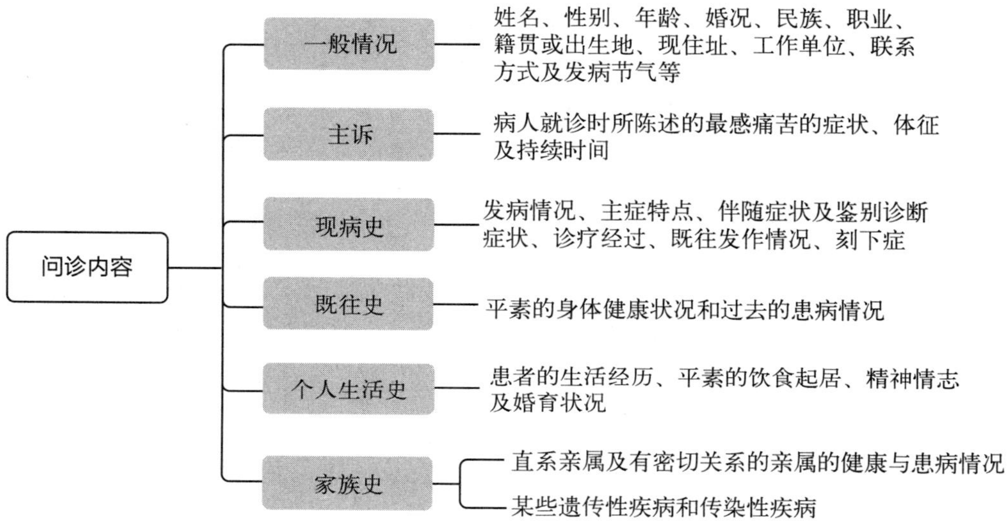

图 5-9　问诊的内容

三、问现在症

问现在症所涉及的范围较为广泛，在陈修园“十问歌”基础上修改编写了新版，即：“一问寒热二问汗，三问疼痛四头身，五问饮食六问便，七问情绪八睡眠，九问妇女十问男，十一儿科皆占全。”

（一）问寒热

问寒热是指询问病人怕冷或发热的感觉。寒与热是疾病的常见症状之一，是辨别病邪性质、机体的阴阳盛衰及病属外感或内伤的重要依据（表 5-26）。

表 5-26 问寒热的内容及其临床意义

<table>
<tr><th>类型</th><th>寒热特征</th><th>常见病证</th></tr>
<tr><td>恶寒发热</td><td>恶寒与发热并见</td><td>见于外感表证。
恶寒重发热轻:风寒表证
恶寒轻发热重:风热表证
发热轻而恶风:伤风表证</td></tr>
<tr><td>但寒不热</td><td>只觉寒冷,不觉发热</td><td>突然怕冷,或脘腹冷痛,或咳喘痰鸣等:里实寒证
畏寒肢冷、乏力、面白舌淡等:里虚寒证</td></tr>
<tr><td>但热不寒</td><td>只觉发热,不觉寒冷</td><td>壮热(热势高):里实热
微热(热势低):阴虚证,或气虚证,或气郁证等
潮热(定时发热或定时热甚),下午 3～5 点发热明显,伴腹痛便秘:阳明腑证
午后发热甚,伴身热不扬:湿温潮热
午后及夜间发热,或五心烦热,或骨蒸发热:阴虚潮热</td></tr>
<tr><td>寒热往来</td><td>恶寒与发热交替出现</td><td>寒热往来,发无定时:少阳证
寒热往来,发有定时:疟疾</td></tr>
</table>

（二）问汗

异常汗出与所感受病邪的性质、机体阳气的盛衰、津液的盈亏及腠理的开合等多种因素有关（表 5-27）。

表 5-27 问异常汗出的内容及其临床意义

<table>
<tr><th colspan="2">类型</th><th>主症特点</th><th>临床意义</th></tr>
<tr><td rowspan="3">表证</td><td>无汗</td><td>恶寒重发热轻,无汗</td><td>多属外感风寒表证</td></tr>
<tr><td rowspan="2">有汗</td><td>恶寒轻发热重,有汗</td><td>多属外感风热表证</td></tr>
<tr><td>发热轻而恶风,有汗</td><td>多属伤风表证</td></tr>
<tr><td rowspan="3">里证</td><td>里证无汗</td><td>当汗出时无汗</td><td>多属久病阳虚或津血亏虚</td></tr>
<tr><td rowspan="2">里证有汗</td><td>自汗(时时汗出,动则甚)</td><td>多属气虚或阳虚</td></tr>
<tr><td>盗汗(寐则汗出,醒则汗止)</td><td>多属阴虚</td></tr>
</table>

续表

<table>
<tr><th colspan="2">类型</th><th>主症特点</th><th>临床意义</th></tr>
<tr><td rowspan="9">里证</td><td rowspan="4">里证有汗</td><td>黄汗</td><td>多属湿热蕴蒸</td></tr>
<tr><td>壮热大汗</td><td>多属里实热证</td></tr>
<tr><td>大汗淋漓，汗稀而凉，四肢厥冷</td><td>多属亡阳证</td></tr>
<tr><td>大汗不止，热汗而黏，呼吸急促</td><td>多属亡阴证</td></tr>
<tr><td>局部无汗</td><td>半侧身体当出汗时无汗</td><td>中风、痿病和截瘫</td></tr>
<tr><td rowspan="4">局部有汗</td><td>头汗</td><td>多属上焦热盛，或中焦湿热，或元气将绝，虚阳上越</td></tr>
<tr><td>心胸汗</td><td>多属心脾两虚</td></tr>
<tr><td>手足心汗</td><td>中焦湿热，或热邪郁滞，或阴虚阳亢</td></tr>
<tr><td>阴汗</td><td>多属下焦湿热郁蒸</td></tr>
</table>

（三）问疼痛

疼痛是临床上最为常见的自觉症状之一，其病因病机可概括为虚实两类："不通则痛""不荣则痛"。临床上应注意询问疼痛的性质、部位及程度、时间、喜恶和兼症等。

1. 问疼痛性质（表 5-28）。

表 5-28　问疼痛性质的内容及其临床意义

<table>
<tr><th>性质</th><th>表现特征</th><th>临床意义</th></tr>
<tr><td rowspan="2">胀痛</td><td>肺、肝、胃肠胀痛</td><td>气滞</td></tr>
<tr><td>头目胀痛</td><td>肝阳上亢，或肝火上炎</td></tr>
<tr><td>刺痛</td><td>痛如针刺</td><td>瘀血</td></tr>
<tr><td rowspan="2">窜痛</td><td>胸胁脘腹窜痛</td><td>肝郁气滞</td></tr>
<tr><td>肢体关节窜痛</td><td>行痹</td></tr>
</table>

续表

性质	表现特征	临床意义
固定痛	胸胁脘腹	血瘀
	肢体关节	痛痹或着痹
冷痛	冷痛剧烈	实寒证
	冷痛隐隐，时发时止	虚寒证
灼痛	疼痛明显	实热证
	隐隐灼痛	虚热证
重痛	头部、四肢及腰部重痛	湿邪困阻气机
	肢体关节重痛，固定不移	着痹
	兼有头胀、头晕	肝阳上亢
闷痛	胸部闷痛，咳嗽	痰浊阻肺
	胸部闷痛，心悸，气短	痰浊痹阻心脉
绞痛	心胸绞痛，胸闷，气短	心脉痹阻
	腰腹绞痛，尿频，尿急，尿痛	结石阻塞尿路
	脘腹绞痛，得温痛减	寒邪内凝
掣痛	心痛彻背，背痛彻心	瘀阻心脉
	小腿掣痛	寒凝经脉，或肝血不足
酸痛	关节、肌肉等酸痛，屈伸不利	风湿侵袭，气血运行不畅
	关节、肌肉等酸痛无力	肾虚，或气血不足
隐痛	疼痛可忍，但绵绵不休	气血不荣
空痛	头部空痛	肾精不足
	腹部空痛	气血亏虚

2. 问疼痛部位（表 5-29）。

表 5-29　问疼痛部位的内容及其临床意义

部位	表现特征	临床意义
头痛	前额连眉棱骨痛	病在阳明经
	后头连项痛	病在太阳经
	头两侧痛	病在少阳经
	巅顶痛	病在厥阴经

续表

部位	表现特征	临床意义
胸痛	左胸心前区憋闷作痛，时痛时止	瘀阻心脉
	胸痛剧烈，面色青灰，手足清冷	厥心痛
	胸痛，颧赤盗汗，午后潮热	肺阴亏虚，虚火灼络
	胸痛，咳喘气粗，壮热面赤	热邪壅肺，肺络不利
	胸痛而咳吐脓血腥臭痰	肺痈
胁痛	胁肋胀痛，情绪抑郁或急躁易怒	肝郁气滞
	胁肋胀痛，纳呆厌食，身目发黄	肝胆湿热
	胁肋灼痛，头晕面赤	肝胆火盛
	胁肋刺痛，或胁下触及肿块，固定而拒按	肝血瘀阻
	胁肋饱满胀痛，咳唾痛剧	饮停胸胁之悬饮
胃脘痛	食后痛势缓解	虚证
	进食后加剧	实证
	胃脘冷痛，得热痛减	寒证
	胃脘灼痛，喜凉恶热	热证
	剧痛暴作，腹部板硬，压痛反跳痛	胃穿孔
腹痛	大腹隐痛，喜温喜按	脾胃虚寒
	小腹胀满而痛，小便不利	膀胱气滞
	小腹胀痛或刺痛，随月经周期而发	胞宫气滞血瘀
	少腹冷痛，牵及外阴	寒滞肝脉
背痛	脊痛不可俯仰	督脉损伤
	背痛连项	风寒之邪客于太阳经脉
	肩背疼痛	风湿阻滞，经气不利

续表

部位	表现特征	临床意义
腰痛	腰痛绵绵，酸软无力，以两侧为主	肾虚
	腰脊或腰骶部冷痛重着，寒冷阴雨天加重	寒湿痹病
	腰部刺痛拒按，固定不移	瘀血阻络
	腰脊疼痛连及下肢	经络痹阻
	腰痛牵掣少腹或侧腹，伴尿频、尿急、尿痛或尿血	淋证
四肢痛	疼痛游走不定	行痹（以感受风邪为主）
	疼痛剧烈，遇寒加甚，得热痛减	痛痹（以感受寒邪为主）
	重着而痛，固定不移，或伴有肌肤麻木不仁	湿痹（以感受湿邪为主）
	关节红肿热痛	热痹（感受湿热之邪，或风寒湿邪郁久化热）
	关节疼痛，肿大变形，屈伸受限	尪痹（痹病日久，痰瘀阻络，筋脉拘挛）
	独见足跟或胫膝酸痛	肾虚，多见于老年体衰之人
周身痛	新病周身痛	多属实证（感受风寒湿邪，经气不利）
	久病卧床不起而周身痛	多属虚证（气血亏虚，筋脉失养）

（四）问头身胸腹

问头身胸腹不适，是指问头身、胸腹部位除疼痛以外的其他不适的有无及其特点和兼症等（见表 5-30）。

表 5-30 问头身胸腹的内容及其临床意义

症状	临床表现	临床意义
头晕	头晕昏沉，伴胸闷呕恶，舌苔白腻	痰湿内阻，清阳不升
	头晕而胀，伴面红目赤、烦躁易怒，舌红苔黄，脉弦数	肝火上炎
	头晕耳鸣，兼腰酸遗精、健忘	肾精亏虚
	头晕目眩，过劳加重，伴面白倦怠，舌淡，脉细弱	气血亏虚
	头晕胀痛，伴有腰酸耳鸣、头重足轻	肝阳上亢
	外伤后头晕刺痛，夜间尤甚	瘀血阻络
目痒	两目痒如虫行，畏光流泪，伴有灼热	肝经风火上扰
	两目微痒而势缓	血虚，目失濡养
目痛	目剧痛难忍，面红目赤	肝火上炎
	目赤肿痛，羞明多眵	风热上袭
	目微痛微赤，时痛时止而干涩	阴虚火旺
目眩	目眩，兼头胀痛、耳鸣、易怒、面红目赤、口苦，舌红苔黄	风阳上扰
	目眩，兼头重如裹、胸闷作恶、呕吐痰涎，苔白腻	痰浊上蒙
	目眩，兼头晕、面色淡白、神倦乏力、心悸少寐，舌淡苔薄白	气血亏虚
	目眩，兼视力减退、少寐健忘、口干、耳鸣、腰酸膝软，舌红苔薄	肝肾阴虚
目昏	视物昏暗，模糊不清	肝血亏虚
雀盲	白昼视力正常，黄昏后视物不清	

续表

症状	临床表现	临床意义
耳鸣	突发耳鸣，声大如雷，按之尤甚	多属实证，常因肝胆火盛，上扰清窍所致
	渐起耳鸣，声细如蝉，按之可减，或耳渐失聪而听力减退	多属虚证，常因肝肾阴虚，肝阳上扰，或肾精亏虚，髓海不充，耳失所养，或脾虚气陷所致
耳聋	耳暴聋	肝胆火逆，上壅于耳；或外邪上袭，蒙蔽清窍
	久病耳渐聋	多因精气虚衰，不能上充清窍
胸闷	兼心悸气短	多属心气不足、心阳不振
	兼心痛如刺、面唇青紫	多属心血瘀阻
	兼痰多、咳嗽气喘	多属痰浊阻肺
	兼急躁易怒	多属肝气郁结
心悸	兼胸闷气短、疲乏无力	多属心气虚
	兼心烦失眠，舌红少苔	多属心阴虚
	兼心胸憋闷作痛，痛引肩背或内臂，时作时止	多属心脉痹阻
胁胀	兼精神抑郁或急躁易怒、善太息	多属肝气郁结
	兼口苦、身目发黄，舌苔黄腻	多属肝胆湿热
脘痞	兼食少、腹胀便溏	多属脾胃虚弱
	兼腹胀、呕恶痰涎	多属痰湿中阻
腹胀	时胀时减而喜按	多属脾胃虚弱
	持续胀满不减而拒按	多属食积胃肠，或实热内结，或湿邪等阻塞气机
	腹胀如鼓，皮色青黄，腹壁青筋暴露	臌胀（多属肝、脾、肾功能失常，气、血、水互结而成）
麻木	兼神疲乏力、面舌淡白	多因气血亏虚
	肢体麻木，眩晕欲仆	肝风内动
	半身麻木，兼有口眼歪斜	多属痰瘀阻络

（五）问饮食口味

通过询问饮食口味的情况，可以了解体内津液与水谷精气的盈亏及输布是否正常，识别脾胃及相关脏腑功能的盛衰，对临床诊断具有重要意义。

问饮食口味是指对病理情况下的饮水、进食及口味等情况的询问，应注意了解有无口渴、饮水多少、喜冷喜热，有无食欲、食量多少、食物的喜恶，以及口中有无异常味觉、气味等。

1. 问饮食（表 5-31）。

表 5-31　问饮食的内容及其临床意义

类型	主症特点	兼症	临床意义
口渴与饮水	口干微渴	发热	温热病初期
	口大渴喜冷饮	发热恶热、大汗、烦躁、尿黄便干等	里热炽盛
	口渴多饮	多食、多尿、形体消瘦等	消渴
	口渴不多饮	口燥咽干、五心烦热、潮热盗汗等	阴虚
		身热不扬、汗出而热不解，舌红苔黄腻等	湿热
		身热夜甚，心烦不寐，甚则神昏谵语、斑疹隐隐，舌红绛无苔等	热入营分
	口渴喜热饮，饮水不多	咳痰量多、胸闷、舌苔白腻等	痰饮内停
		神疲乏力、畏寒、肢肿等	阳气虚弱
	口干但欲漱水而不欲咽	局部刺痛，舌紫暗或舌上瘀斑、瘀点等	瘀血内停

续表

类型	主症特点	兼症	临床意义
食欲与食量	食欲减退	神疲乏力、腹胀便溏、舌淡脉虚等	脾胃气虚
		头身困重、脘闷腹胀、舌苔厚腻等	湿盛困脾
	厌食	嗳气酸腐、脘腹胀满	食滞胃腑
		厌油腻、脘腹痞闷、呕恶便溏、肢体困重	脾胃湿热
		厌油腻、胁肋胀痛灼热、口苦泛呕、黄疸	肝胆湿热
	妊娠期厌食		生理现象；妊娠恶阻
	消谷善饥	口渴心烦、口臭便秘等	胃火炽盛
		多饮多尿等	消渴
		颈前肿物、心悸多汗等	瘿病
		大便溏泄	胃强脾弱
	饥不欲食	胃中嘈杂灼热、舌苔少或有剥脱等	胃阴不足
饮食偏嗜	偏食肥甘太过		易生痰湿
	偏食生冷太过		易伤脾胃
	过食辛辣		易病燥热
	嗜食生米、泥土、纸张等异物		虫积

2. 问口味（表 5-32）。

表 5-32 问饮食口味的内容及其临床意义

临床表现	临床意义
口淡乏味	脾胃气虚，或见于寒证
口苦	肝胆火旺，或湿热内蕴

续表

临床表现	临床意义
口酸	肝胃郁热、肝胃不和及饮食停滞
口咸	肾虚及寒水上泛
口涩	燥热伤津，或脏腑阳热偏盛，气火上逆
口黏腻	湿浊停滞、痰饮食积内阻

（六）问二便

询问大小便状况，不仅可以了解机体消化功能强弱、水液代谢情况，而且亦是判断疾病寒热虚实的重要依据。询问病人的二便情况，应注意了解大小便的性状、颜色、气味、多少及排便的时间、次数、感觉与兼症等。

1. 问大便（表 5-33）。

表 5-33　问大便的内容及其临床意义

临床表现			临床意义
便次异常	便秘	兼口燥咽干，舌红少苔，脉细数	阴虚
		兼面色无华、少气乏力、头晕目眩	气血亏虚
		兼面色苍白、手足不温，脉沉迟	冷秘
		伴腹胀痛拒按、口渴喜饮，苔黄燥	实证（热结便秘）
	泄泻	新病暴泻，清稀如水	寒湿泄泻
		腹痛，泻而不爽，便色黄臭秽，兼肛门灼热、小便短黄	湿热泄泻
		脘闷纳呆，腹痛，泻后痛减，或完谷不化	伤食
		纳少腹胀，脘腹隐痛喜按，面黄神疲	脾虚
		黎明前腹痛作泻，泻后痛减，腰膝酸冷	五更泻（脾肾阳虚）
		随情志郁怒或精神紧张时加重	肝郁乘脾

续表

<table>
<tr><th colspan="3">临床表现</th><th>临床意义</th></tr>
<tr><td rowspan="3">便色异常</td><td colspan="2">黄褐如糜而臭</td><td>大肠湿热</td></tr>
<tr><td colspan="2">色灰白</td><td>黄疸（肝胆失于疏泄）</td></tr>
<tr><td colspan="2">有黏冻、脓血</td><td>痢疾；肠癌</td></tr>
<tr><td rowspan="5">便质异常</td><td colspan="2">完谷不化</td><td>脾肾阳虚或伤食</td></tr>
<tr><td rowspan="2">溏结不调</td><td>时干时稀</td><td>肝郁或脾虚</td></tr>
<tr><td>先结后溏</td><td>脾虚</td></tr>
<tr><td rowspan="2">便血</td><td>先便后血，色暗红或紫黑，甚如柏油样</td><td>远血（脾虚，或瘀阻胃络）</td></tr>
<tr><td>大便带血，色鲜红，附于粪便表面或排便后点滴而出</td><td>近血（大肠湿热，或大肠风燥）</td></tr>
<tr><td rowspan="9">排便感异常</td><td colspan="2">肛门灼热</td><td>大肠湿热</td></tr>
<tr><td colspan="2">里急后重</td><td>痢疾（湿热内阻）</td></tr>
<tr><td rowspan="3">排便不爽</td><td>伴抑郁易怒</td><td>肝郁乘脾</td></tr>
<tr><td>腹痛泄泻，黄褐臭秽，肛门灼热</td><td>大肠湿热</td></tr>
<tr><td>腹胀泄泻，夹未消化食物，酸臭</td><td>伤食</td></tr>
<tr><td rowspan="2">滑泻失禁</td><td>伴腹痛喜温喜按、形瘦纳少、倦怠乏力</td><td>脾阳虚</td></tr>
<tr><td>伴腰膝冷痛，或五更泻</td><td>肾阳虚</td></tr>
<tr><td rowspan="2">肛门重坠</td><td>伴头晕乏力、面色少华</td><td>脾虚气陷</td></tr>
<tr><td>腹痛窘急，大便黄褐臭秽，或见脓血便</td><td>大肠湿热</td></tr>
</table>

2. 问小便（表 5-34）。

表 5-34　问小便的内容及其临床意义

临床表现			临床意义
尿量异常	尿量增多	形寒肢冷	虚寒证
		伴多饮、多食、消瘦	消渴
	尿量减少	伴高热汗出	实热证
		伴汗、吐、下太过	津液耗伤
		伴肌肤浮肿	水肿
尿次异常	小便频数	伴尿频、急、痛、短赤	淋证（湿热蕴结下焦）
		见于老年人或久病者，色清量多，夜间明显	肾阳虚衰，或肾气不固，膀胱失约
	癃闭		实证（湿热下注、瘀血内阻、结石阻塞）
			虚证（年老气虚或肾阳不足）
尿色质异常	小便清长		寒证
	小便短黄		热证或汗、吐、下太过
	尿中带血	色鲜红，心烦口渴	热伤血络，或心火下移小肠
		尿血日久，兼面色不华、少气懒言或皮肤紫斑	脾不统血
		久病尿血，伴头晕耳鸣、腰膝酸痛	肾气不固
	小便浑浊	浑浊如膏脂	膏淋（湿热下注）
		浑浊如米泔，劳则尤甚	中气下陷
	尿中有砂石		石淋（湿热内蕴）

续表

临床表现		临床意义
排尿感异常	小便涩痛	湿热蕴结，常见于淋证
	余沥不尽	肾阳虚、肾气不固
	小便失禁	肾气亏虚，或尿路损伤，或湿热、瘀血阻滞
	遗尿	禀赋不足，或肾气亏虚

（七）问睡眠

睡眠的情况与人体卫气的循行、阴阳的盛衰、气血的盈亏及心肾的功能密切相关。问睡眠主要通过询问睡眠时间的长短、入睡的难易、是否易醒、做梦的多少等情况及其他兼症，以作为辨证的依据（表5-35）。

表5-35 问睡眠异常的内容及其临床意义

类型	主症特点	兼症	临床意义
失眠	心烦不寐，入睡困难	腰膝酸软、五心烦热、潮热盗汗等	心肾不交
	心悸失眠	心烦、手脚心热、舌红少苔等	心阴虚
	心悸失眠	健忘、面色淡白、舌淡苔白等	心血虚
	心悸难寐，睡后易醒，容易早醒	食少便溏、神疲乏力、眩晕	心脾两虚
	时时惊醒而睡不安稳，甚至不能独自安卧	胆怯易惊、心悸气短、倦怠乏力等	心胆气虚
	入睡困难，多梦，甚则彻夜不眠	心烦易怒、头晕头胀、目赤耳鸣、口苦、便秘溲赤等	心肝火旺

续表

类型	主症特点	兼症	临床意义
失眠	惊悸易醒，不易安卧	眩晕耳鸣、口苦欲呕、胸胁满闷、舌红苔黄厚腻等	胆郁痰扰
	不易安卧	脘闷嗳气、腹胀不舒、苔厚腻等	食滞内停
嗜睡	困倦多寐	头目昏沉、胸闷脘痞、肢体困重等	痰湿困脾，清阳不升
	饭后多寐	神疲倦怠、食少纳呆等	中气不足，脾失健运
	大病之后多寐	神疲乏力等	正气未复
	多寐	精神疲惫，伴有畏寒肢冷、蜷卧恶动、喜温等	阳虚阴盛

（八）问经带

妇女月经、带下的异常，不仅是妇科的常见疾病，也是全身病理变化的反映，因此，即使患一般疾病，也应询问月经、带下的具体情况，作为诊断妇科或其他疾病的依据（表 5-36）。

表 5-36　问月经的内容及其临床意义

临床表现			临床意义
经期异常	月经先期	经色深红，质稠量多	血热
		经色淡红，质稀量多，气短乏力	气虚
	月经后期	经色淡红，质稀，唇淡面白	血虚
		经色紫暗，夹有血块	血瘀
	月经先后不定期	经色紫红，夹有血块，兼乳房胀痛	肝气郁结
		经色淡红、质稀，腰酸乏力	脾肾虚衰

续表

<table>
<tr><th colspan="3">临床表现</th><th>临床意义</th></tr>
<tr><td rowspan="10">经量异常</td><td colspan="2">月经过多</td><td>血热;气虚</td></tr>
<tr><td rowspan="3">崩漏</td><td>经血不止、色深红、质稠,势急</td><td>血热损伤冲任</td></tr>
<tr><td>经血不止、色淡红、质稀,势缓</td><td>气虚冲任不固</td></tr>
<tr><td>非时而下,时来时止,或时闭时崩,或久漏不止,色紫暗夹块</td><td>瘀血阻滞冲任</td></tr>
<tr><td colspan="2">月经过少</td><td>营血不足,或肾气亏虚,精血不足;或寒凝、血瘀、痰湿阻滞</td></tr>
<tr><td rowspan="4">闭经</td><td>伴急躁易怒、太息</td><td>肝气郁结</td></tr>
<tr><td>伴面色暗黑、小腹胀痛拒按,舌紫暗或紫斑</td><td>血瘀</td></tr>
<tr><td>兼体胖面浮、胸闷腹胀、纳少痰多、气短乏力</td><td>湿盛痰阻</td></tr>
<tr><td>伴潮热盗汗、皮肤干燥、形体消瘦</td><td>阴虚</td></tr>
<tr><td rowspan="3">色质异常</td><td colspan="2">色淡质稀</td><td>血虚不荣</td></tr>
<tr><td colspan="2">色深红质稠</td><td>血热内炽</td></tr>
<tr><td colspan="2">色紫暗夹块</td><td>寒凝血瘀</td></tr>
<tr><td rowspan="4">痛经</td><td colspan="2">经前或经期小腹胀痛或刺痛拒按</td><td>气滞血瘀</td></tr>
<tr><td colspan="2">月经后期或经后小腹隐痛、空痛</td><td>气血两虚,或肾精不足</td></tr>
<tr><td colspan="2">小腹灼痛拒按,伴带下黄臭</td><td>湿热蕴结</td></tr>
<tr><td colspan="2">小腹冷痛,得热则缓</td><td>寒凝或阳虚</td></tr>
<tr><td rowspan="4">带下</td><td rowspan="2">白带</td><td>量多,质稀,无臭味</td><td>脾肾阳虚、寒湿下注</td></tr>
<tr><td>状如凝乳或豆腐渣</td><td>湿浊下注</td></tr>
<tr><td>黄带</td><td>质黏臭秽</td><td>湿热下注或湿毒蕴结</td></tr>
<tr><td colspan="2">赤白带</td><td>肝经郁热,或湿毒蕴结、癌瘤(绝经后)</td></tr>
</table>

第四节
切诊

切诊分脉诊和按诊两部分，是医生用手对病人体表某些部位进行触、摸、按、压，从而获得病情资料的一种诊察方法。脉诊是切按病人一定部位的脉搏；按诊是对病人的肌肤、手足、胸腹及其他部位进行触摸按压。古代切诊主要指脉诊，而按诊较为简略。本章分脉诊和按诊两个部分介绍。

一、脉诊

脉诊即切脉，是医生用手指切按患者的脉搏，感知脉动应指的形象，以了解病情、判断病证的诊察方法，是中医独具特色的一种诊断方法。中医脉学理论渊深博奥，传统脉诊是凭借医生手指的灵敏触觉来体会分辨。学习脉诊既要掌握脉学的基本理论、基本知识，又要掌握切脉的基本技能，勤于实践，悉心体会，才能做到心中明了、指下易辨（图5-10）。

脉象的各种因素，大致归纳为脉象的部位、至数、长度、宽度、力度、流利度、紧张度和均匀度八个方面。每种脉象可用不同的脉象要素来描述与区分（表5-37）。

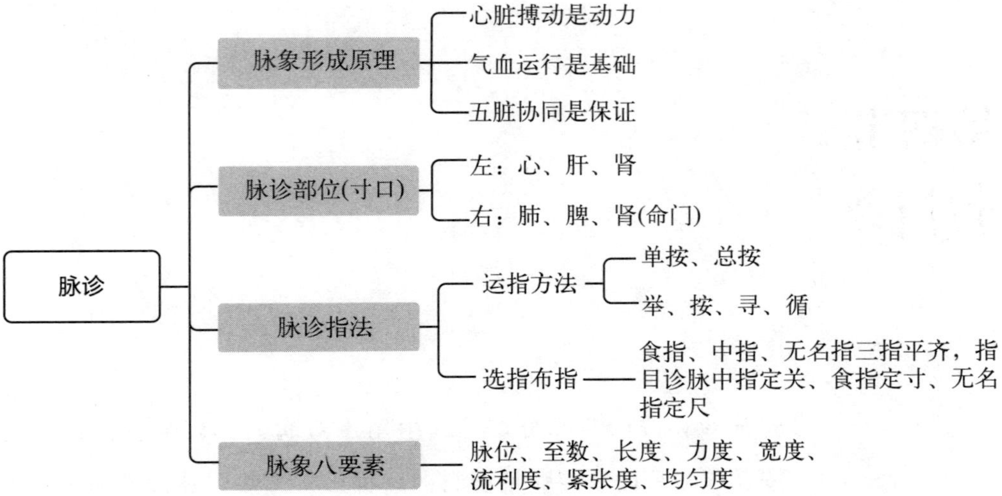

图 5-10　脉诊的主要内容与方法

表 5-37　脉象八要素及代表脉象

脉象要素	内容	分类
脉位	脉动显现部位的深浅	浮脉、沉脉
至数	脉搏跳动的频率（一呼一吸为"一息"）	迟脉、数脉
脉长	脉动应指的轴向范围长短	长脉、短脉
脉力	脉搏的强弱	实脉、虚脉
脉宽	脉动应指的径向范围大小	洪脉、细脉
流利度	脉搏来势的流利程度	滑脉、涩脉
紧张度	脉管的紧急或者弛缓程度	弦脉、缓脉
均匀度	一是脉动节律是否均匀；二是脉搏力度、大小是否均匀	结脉、代脉、促脉

中医常见脉象有 28 种，其特征与临床意义见表 5-38。

表 5-38　常见脉象指感特征及临床意义

浮脉类（轻取即得）		临床意义
浮	举之有余，按之不足	主表证，亦主虚阳外越证

续表

浮脉类(轻取即得)		临床意义
洪	脉形阔大,来盛去衰,状若波涛,应指盛大有力(浮取盛大,沉取无根)	主热证,亦主阴精耗竭,孤阳外越
濡	浮细而软	诸虚或湿困
散	浮大无根,伴节律不齐或脉力不匀	元气耗散,脏腑之气将绝
芤	浮大中空,如按葱管	失血、伤精
革	浮弦搏指,中空外坚	亡血、失精、半产、漏下
沉脉类(重按始得)		
沉	轻取不应,重按始得	主里证
伏	重按着骨始得,甚或伏而不见	邪闭、厥病、痛极
弱	极软而沉细	阳气虚衰、气血俱虚
牢	沉按实大弦长	阴寒内盛、疝气、癥瘕
迟脉类(一息不足四至)		
迟	一息不足四至	主寒证,亦见于邪热结聚的里实热证
缓	一息四至,脉势纵缓	脾虚气血不足、湿邪困阻
涩	往来艰涩,如轻刀刮竹	伤精血少、痰食内停、气滞血瘀
结	脉率缓慢而有不规则歇止	阴盛气结、寒痰瘀血、气血虚衰
数类脉(一息五至以上)		
数	一息五六至	主热证,亦主虚阳外浮
疾	一息七至以上	阳亢无制,真阴垂绝,或阳气将绝

续表

数类脉（一息五至以上）		
促	脉率较速或快慢不定，有不规则歇止	阳盛实热，或邪实阻滞
动	多见关部具滑、数、短的特征	惊恐、疼痛
虚类脉（应指无力）		
虚	举之无力，按之空虚，应指松软	主虚证
细	脉细如线，应指明显	气血俱虚、诸虚劳损，亦主伤寒、痛极、湿证
微	极细极软，按之微绝，若有若无	阴阳气血诸虚、阳气暴脱
代	脉缓一止，止有定数，良久方来	脏气衰微，亦主痹痛、跌仆、七情过激
短	脉动应指不及三部，寸、关多见	主气病，有力为气郁，无力为气损
实脉类（应指有力）		
实	举按皆有力	主实证
滑	往来流利，应指圆滑	痰饮、食滞、实热，孕脉，青壮年常脉
弦	端直以长，如按琴弦	肝胆病、痛证、饮证，亦常见老人健康者
紧	脉形紧急，如牵绳转索，左右弹指	实寒证、疼痛、宿食
长	脉位超过三部	主阳证、实证、热证，也见于平人
大	脉体宽大	见于正常人，病中出现则提示病重

二、按诊

按诊是医生用手直接触摸或按压病人某些部位，以了解局部冷热、润燥、软硬、压痛、肿块或其他异常变化，从而推断疾病部位、性质和病情轻重等情况的诊察方法。按诊的手法有触、摸、按、叩四法。临床上常用的按诊内容有按胸胁、按脘腹和按肌肤等（图 5-11）。

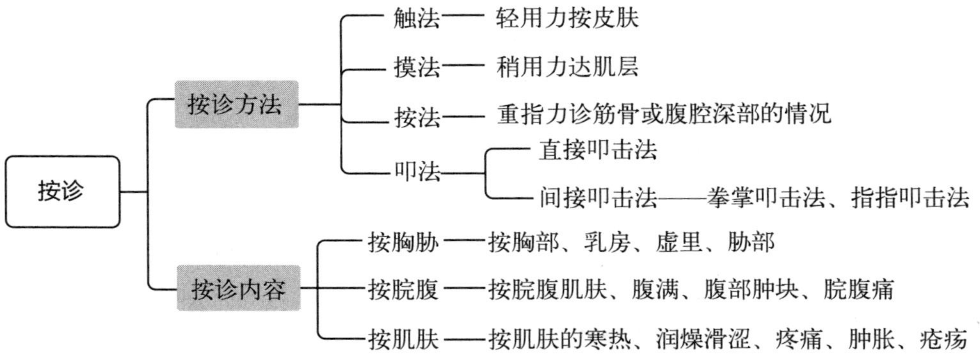

图 5-11　按诊的主要内容与方法

（一）按胸胁

按胸胁包括按胸部、虚里、乳房和胁部四部分（表 5-39）。

表 5-39　胸胁按诊的内容及临床意义

类型	临床表现	临床意义
胸部	前胸高突，叩之如鼓音，其音清	肺气壅滞所致（肺胀、气胸）
	叩之音浊或呈实音，并有胸痛	饮停胸膈，或肺痨损伤，或肺内肿瘤，或为肺痈（痰热壅肺）
虚里（心尖搏动处）	按之搏动应手，动而不紧，节律清晰一致，一息四五至	心气充盛，宗气积于胸中
	按之弹手，洪大而搏，或绝而不应者	证属危候，如孕妇胎前产后，或虚损痨瘵之病者
	虚里动高，聚而不散	热甚，多见于外感热邪、小儿食滞或痘疹将发

续表

类型	临床表现	临床意义
乳房	肿块大小不一，边界不清，质地不硬，活动度好，伴有疼痛，且发病缓慢	乳癖
	硬结肿块形如鸡卵，边界清楚，表面光滑，推之活动而不痛	乳核
	结节如梅李，边缘不清，皮肉相连，发展缓慢，日久破溃，流稀脓夹有豆渣样物	乳痨
	肿块质硬，形状不规则，高低不平，边界不清，腋窝多可扪及肿块，或有血性分泌物从乳头溢出	乳岩
胁部	胁痛喜按，胁下按之空虚无力	肝虚
	胁下肿块，刺痛拒按	血瘀
	右胁下肿块，质软，表面光滑，边缘钝，压痛	肝热病、肝著
	右胁下肿块，质硬，表面平或呈小结节状，边缘锐利，压痛不明显	肝积
	右胁下肿块，质地坚硬，按之表面凹凸不平，边缘不规则，有压痛	肝癌
	右侧腹直肌外缘与肋缘交界处附近触到梨形囊状物，压痛	胆石、胆胀等胆囊病变
	左胁下痞块	肥气等脾脏病变
	疟疾后左胁下可触及痞块，按之硬	疟母

（二）按脘腹

按脘腹是指通过按胃脘部及腹部，了解局部的凉热、软硬、胀满、肿块、压痛等情况，以此来推测有关脏腑的病变及证之寒热虚实（表 5-40）。

表 5-40　胸胁按诊的内容及临床意义

<table>
<tr><th>类型</th><th colspan="2">临床表现</th><th>临床意义</th></tr>
<tr><td rowspan="2">脘腹肌肤</td><td colspan="2">腹部肌肤凉而喜温</td><td>寒证</td></tr>
<tr><td colspan="2">腹部肌肤灼热而喜凉</td><td>热证</td></tr>
<tr><td rowspan="8">腹满及肿块</td><td colspan="2">痞满，按之较硬而疼痛</td><td>实证</td></tr>
<tr><td colspan="2">按之濡软而无痛</td><td>虚证</td></tr>
<tr><td colspan="2">按之有形而胀痛，推之辘辘有声</td><td>胃中水饮</td></tr>
<tr><td colspan="2">腹痛喜按，按之痛减，腹壁柔软</td><td>虚证（脾胃气虚等）</td></tr>
<tr><td colspan="2">腹痛拒按，按之痛甚，伴有腹部硬满</td><td>实证（饮食积滞、胃肠积热之阳明腑实、瘀血肿块等）</td></tr>
<tr><td colspan="2">局部肿胀拒按</td><td>内痈</td></tr>
<tr><td colspan="2">按之疼痛，固定不移</td><td>瘀血</td></tr>
<tr><td colspan="2">按之胀痛，病处按此连彼</td><td>气滞</td></tr>
<tr><td rowspan="5">脘腹痛</td><td rowspan="2">右少腹剧痛而拒按，弹痛（反跳痛）或按之有包块</td><td>时时发热，自汗出，微恶寒，脉沉紧</td><td>肠痈（脓未成）</td></tr>
<tr><td>腹皮急，按肿块濡软，身无热，脉洪数</td><td>肠痈（脓已成）</td></tr>
<tr><td colspan="2">左少腹作痛，按之累累有硬块</td><td>肠中宿便</td></tr>
<tr><td colspan="2">腹中结块，按之起伏聚散，往来不定，或按之形如条索状，久按转移不定，或按之手下如蚯蚓蠕动</td><td>虫积</td></tr>
<tr><td colspan="2">腹痛伴见腹正中或脐部或腹股沟有肿块凸起，按之可回复</td><td>疝气</td></tr>
</table>

（三）按肌肤

按肌肤是医生用手触摸患者某些部位的肌肤，从肌肤的寒热、润燥、滑涩、疼痛、肿胀、疮疡等，分析疾病的寒热虚实及气血阴阳盛衰的诊察方法（表 5-41）。

表 5-41 肌肤按诊的内容及临床意义

类型	临床表现	临床意义
肌肤寒热	身热初按热甚，久按不热者	热在表
	久按热愈甚者	热在里
	身热不扬（初扪之不觉很热，但扪之稍久即感灼手）	湿热内蕴
	肌肤寒冷	阳气衰少
	肌肤灼热	阳热炽盛
	身灼热而手足厥冷	里热壅盛，阳气不得外达四末，属真热假寒证
	皮肤无汗而灼热	热甚
肌肤润燥	皮肤干燥	未出汗
	新病皮肤滑润而有光泽	气血津液未伤
	久病肌肤枯涩	津液亏虚或气血两伤
	肌肤甲错	瘀血内阻，新血不生
肌肤疼痛	肌肤濡软，按之痛减	虚证
	硬痛拒按	实证
肌肤肿胀	按之凹陷，不能即起	水肿
	按之凹陷，举手即起	气肿
疮疡	痈疡按之肿硬而不热	寒证
	按之高肿灼手而有压痛	热证
	根盘平塌漫肿	虚证
	根盘收束而隆起	实证
	按之患处坚硬而热微	无脓
	患处边硬顶软而热甚	有脓
	轻按即痛	脓在浅表
	重按而痛	脓在深部
	按之不起	脓未成
	按之有波动感	脓已成

第六讲

辨证

辨证是在中医理论的指导下，通过望闻问切四诊收集各种临床资料并进行分析、综合，对疾病的病位与病性等作出准确判断，并概括为完整中医证名的诊断思维过程。

第一节
病性辨证

病性辨证是在中医理论指导下，分析、综合四诊收集的各种临床资料，运用八纲辨证、病因辨证、气血津液辨证等证候辨识方法，确定疾病目前病理变化性质的一种辨证方法。

一、阴阳辨证

（一）阴阳的定义

阴阳作为八纲辨证的总纲，是辨别疾病属性的两个纲领。阴阳两纲可以对病情进行总的归纳，可以概括其他六个方面，故有“二纲六要”之说（表 6-1）。

表 6-1 阴证阳证的鉴别要点

四诊	阴证	阳证
望	面色苍白或暗淡，身重乏力，倦怠嗜卧，精神萎靡，舌质淡紫胖嫩，舌苔润滑	面色潮红或通红，身热喜凉，狂躁不安，口唇燥裂，舌红绛，苔色黄或老黄或黑，甚则燥裂
闻	语低懒言，呼吸怯弱，气短	语声壮厉，烦躁多言，呼吸气粗有力，喘促痰鸣，狂言叫骂

续表

四诊	阴证	阳证
问	大便腥臭，纳呆乏味，口淡不渴，或喜热饮，小便清长或短少	大便或硬或秘，或有奇臭，恶食，口干，烦渴喜饮，小便短少赤涩
切	腹痛喜按，身寒足冷，脉象沉微细涩迟弱无力	腹痛拒按，身热足暖，脉象浮洪数大滑实而有力

（二）常见的具体证候

（1）阴虚证　是指体内阴液不足，无以制约亢阳导致的虚热证候（图 6-1）。

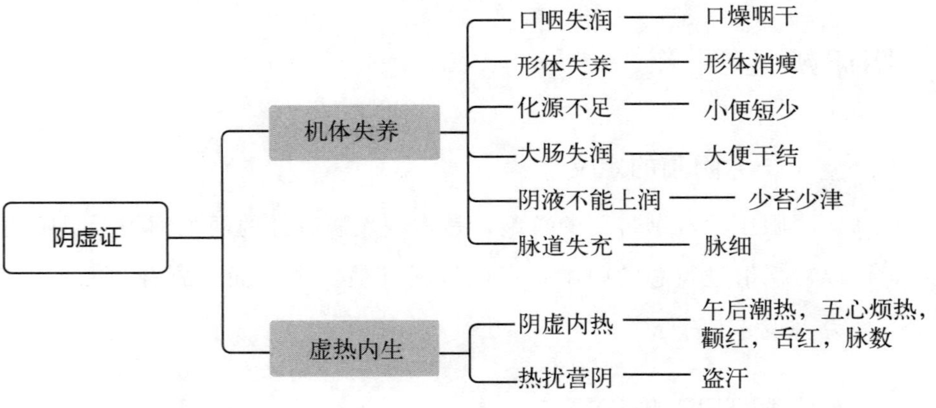

图 6-1　阴虚证思维导图

【辨证要点】本证以咽干口燥、手足心热、潮热盗汗、舌红苔少、脉细数为辨证要点。

（2）阳虚证　是指由于体内阳气虚衰，不能制约阴寒引起的虚寒证候（又称虚寒证）（图 6-2）。

【辨证要点】本证以畏寒肢冷、神疲乏力、舌淡、脉沉迟无力为辨证要点。

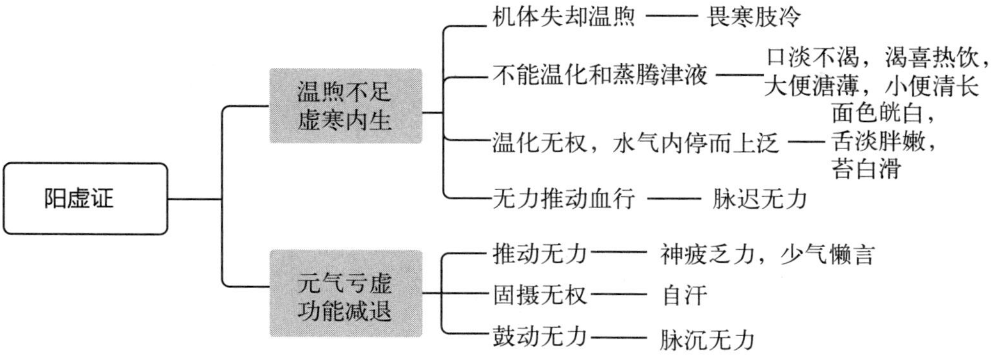

图 6-2　阳虚证思维导图

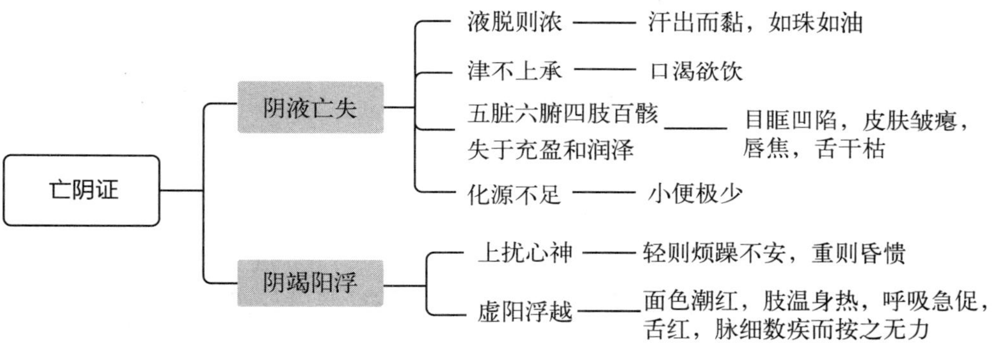

图 6-3　亡阴证思维导图

（3）亡阴证　是由于阴液大量耗损衰竭导致的危重证候（图 6-3）。

【辨证要点】本证以汗出如油、身热烦渴、面赤唇焦、脉细数疾而无力为辨证要点。

（4）亡阳证　是由于体内阳气极度衰微、阳气欲脱的危重证候（图 6-4）。

【辨证要点】本证以冷汗淋漓、神情淡漠、四肢厥冷、面色苍白、呼吸微弱、脉微欲绝为辨证要点。

（5）亡阴证与亡阳证的鉴别要点　亡阴证与亡阳证均属于危重证候，必须及时、准确地辨别并给予有效治疗（表 6-2）。若辨识不清，贻误诊治，极易导致患者死亡。

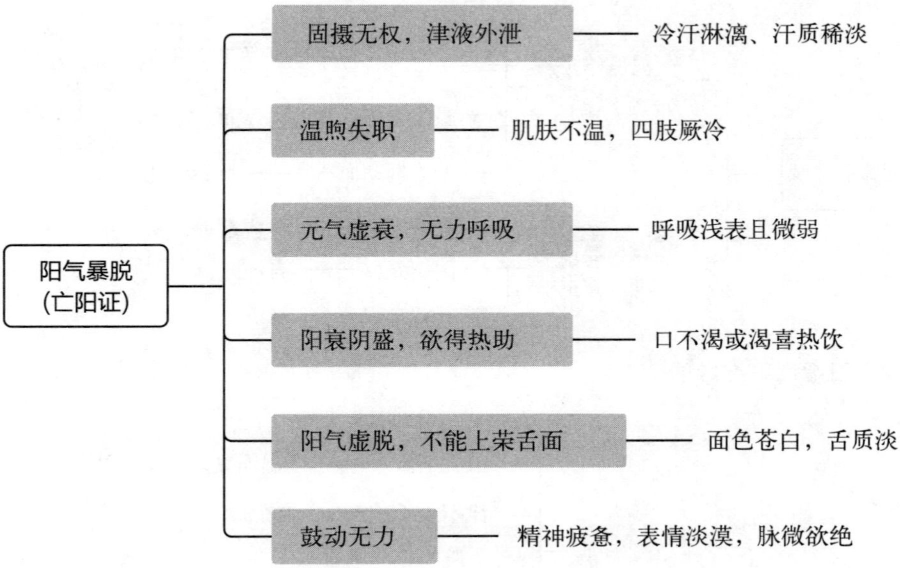

图 6-4 亡阳证思维导图

表 6-2 亡阴证与亡阳证的鉴别要点

证候	汗	寒热	四肢	面色	口渴	气息	舌象	脉象
亡阴	汗热、黏稠、味咸	身热恶热	温暖	潮红	渴喜冷饮	气粗	红、干	细数疾而无力
亡阳	汗冷、清稀、味淡	身冷恶寒	厥冷	苍白	渴喜热饮	气微	白、润	微欲绝

二、寒热辨证

寒热是辨别疾病性质的两个纲领，反映机体的阴阳盛衰。阴盛或阳虚为寒证；阳盛或阴虚为热证。寒证是对一组有寒象的症状和体征的总结和概括；热证是对一组有热象的症状和体征的总结和概括。

（一）寒证

寒证是感受阴寒之邪，或阳虚阴盛所导致的证候（图 6-5）。

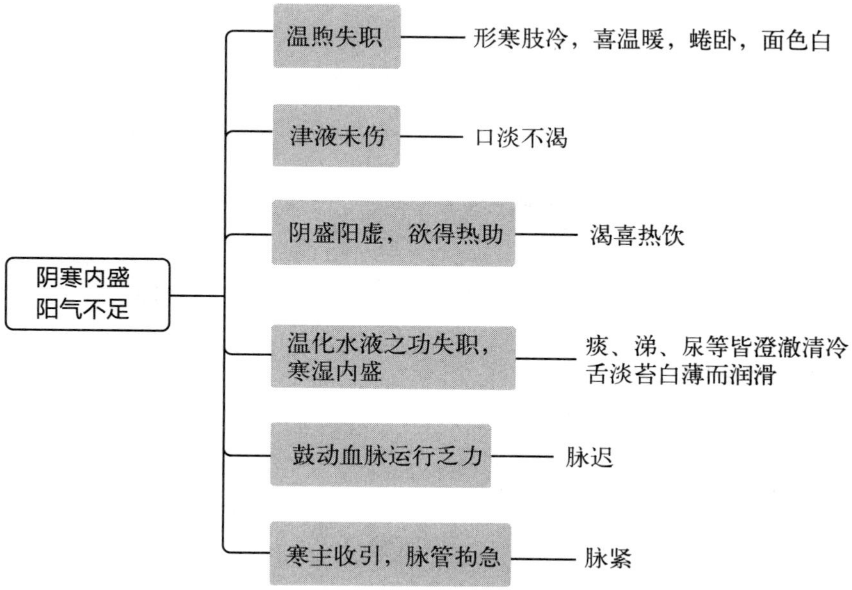

图 6-5　寒证思维导图

【辨证要点】本证以恶寒喜暖、口淡不渴、排出物清稀、舌淡苔白、脉迟或紧为辨证要点。

（二）热证

热证是由于感受热邪，或阴虚阳亢，引起人体机能活动亢进的证候。实热阳盛者为实热证，阴虚火旺者为虚热证（图 6-6）。

【辨证要点】本证以恶热喜冷、口干口渴、排出物稠浊、舌红苔黄、脉数为辨证要点。

（三）寒证与热证的鉴别要点

辨别寒证与热证，应基于疾病的整体表现进行全面综合分析，尤其应重视患者寒热喜恶、口渴与否、面色赤白、四肢温凉、二便、舌象、脉象等方面（表 6-3）。

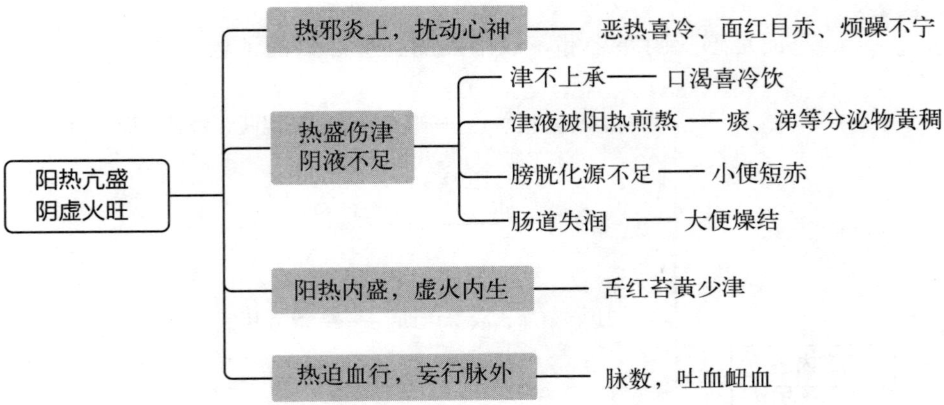

图 6-6　热证思维导图

表 6-3　寒证与热证的鉴别要点

证候	寒热	口渴	二便	手脚	舌象	脉象
寒证	恶寒 喜热	不渴	大便溏薄 小便清长	冷	舌淡白或紫 苔白	迟或紧
热证	恶热 喜冷	口渴	大便干结 小便短赤	热	舌红 苔黄	数

（四）寒证与热证的关系

寒证与热证虽有阴阳盛衰的本质区别，但又互相联系，亦可同时出现，称为寒热错杂证；在特定条件下互相转化，出现寒证化热、热证转寒；在疾病发展的危重阶段，还会出现假象。

（1）寒热错杂　指疾病某一个阶段寒证与热证同时存在的复杂证候。寒热错杂有上寒下热证、上热下寒证、表寒里热证、表热里寒证四种不同的类型，现主要举例说明前两者，见图 6-7。

（2）寒热转化　指在疾病过程中出现了寒热的病理变化，寒证转化为热证，或者热证转化为寒证（图 6-8）。

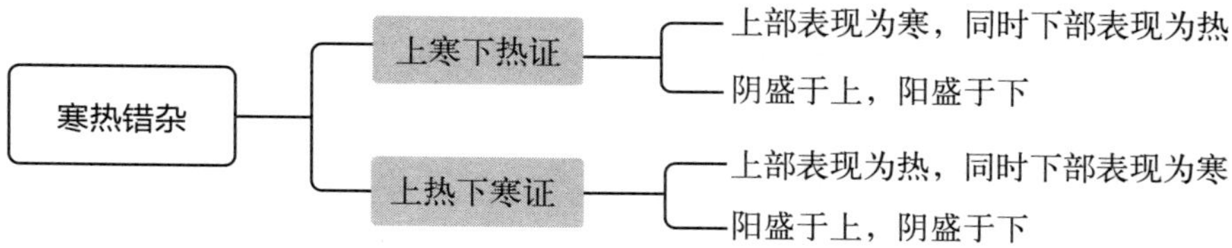

图 6-7　寒热错杂证思维导图

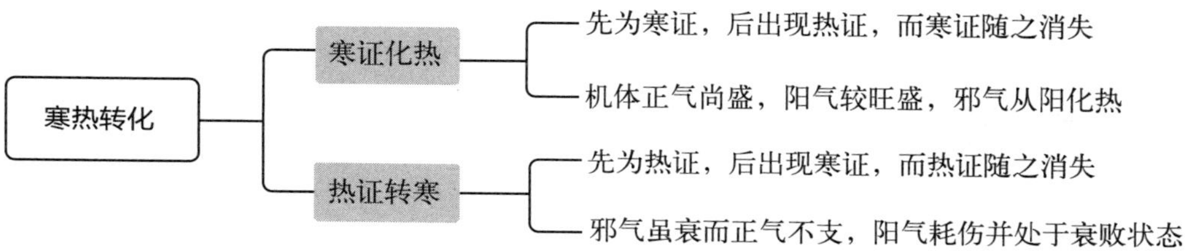

图 6-8　寒热转化思维导图

（3）寒热真假　指疾病发展到寒极或热极的危重阶段，物极必反，有时出现与疾病本质相反的“假象”，如“热极似寒”的真热假寒证、“寒极似热”的真寒假热证。寒热真假多在疾病的危重或复杂阶段出现。

① 真寒假热证：是指内有真寒而外现某些假热症状和体征的复杂证候（图 6-9）。

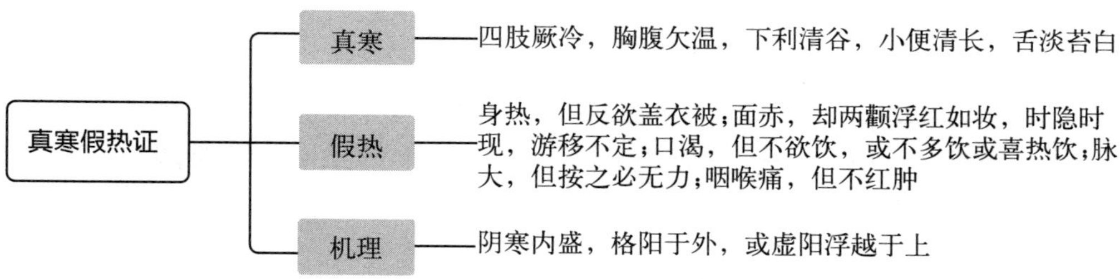

图 6-9　真寒假热证思维导图

② 真热假寒证：是指内有真热而外见某些假寒症状和体征的严重证候（图 6-10）。

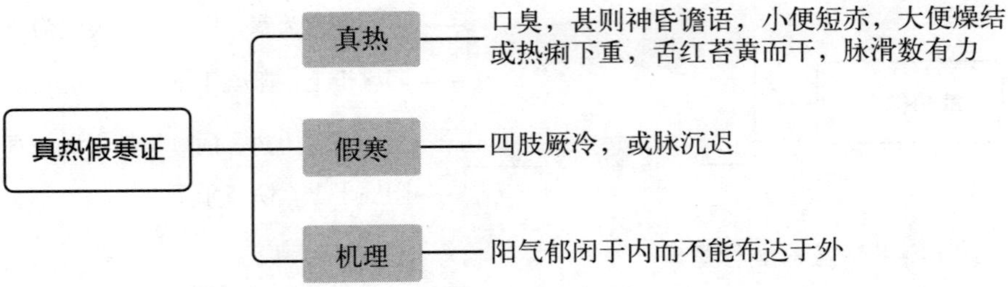

图 6-10　真热假寒证思维导图

三、虚实辨证

虚实，是辨别邪正盛衰的两个纲领。虚证与实证反映疾病发展过程中正邪斗争的两个方面——虚指正气亏虚，实指邪气盛实。

（一）虚证

虚证是指人体正气亏虚的症状和体征的病理概括（图 6-11）。正气不足包括阴、阳、气、血、精、津、髓以及脏腑虚损。常见的基本证型有阴虚证、阳虚证、亡阴证、亡阳证、气虚类证、血虚类证、气血两虚类证、津液不足证等。

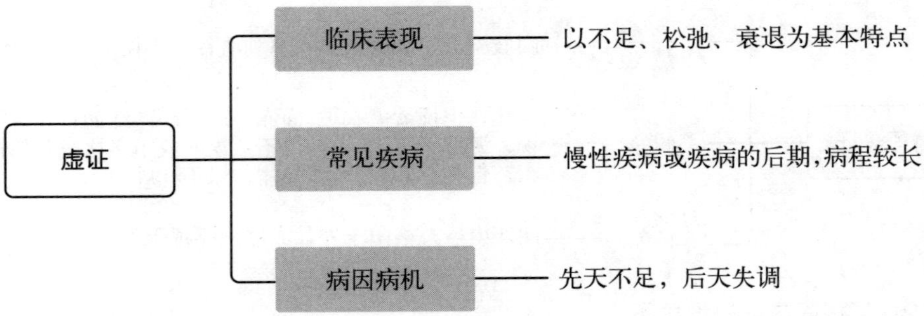

图 6-11　虚证思维导图

（二）实证

实证是指邪气亢盛的症状和体征的病理概括。实证是邪气虽壅盛而正气不亏，临床以有余、亢盛、停聚为基本特征。常见实证的基本证型有风淫证、寒淫证、暑淫证、湿淫证、燥淫证、火淫证、气滞类证、血瘀证、血寒证、血热证、水液内停证、食积证、虫积证、毒证、疫疠等。

（1）风淫证　是指外感风邪的症状和体征的病理概括，也称为外风证（图 6-12）。

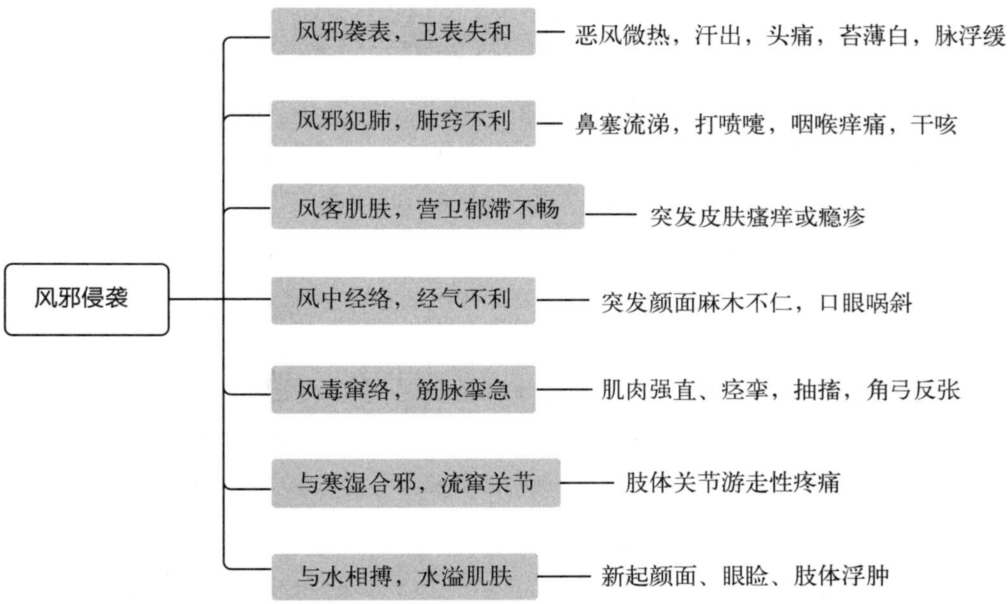

图 6-12　风淫证思维导图

【辨证要点】本证以恶风、汗出、咽痒、脉浮缓，或突发皮肤丘疹、瘙痒，肢体关节游走性疼痛等为辨证要点。

（2）寒淫证　是指外感寒邪的症状和体征的病理概括，又称为实寒证（图 6-13、图 6-14）。

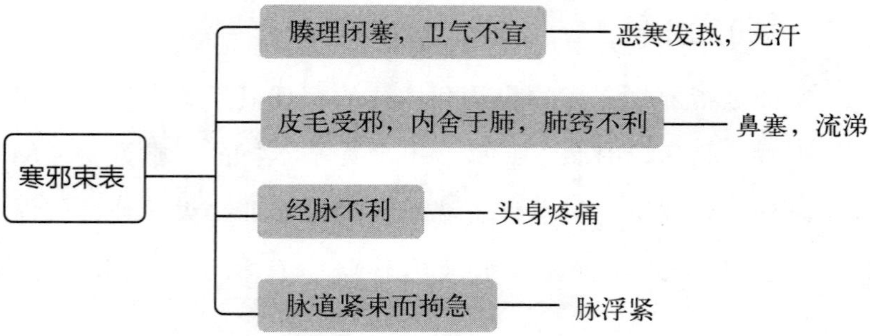

图 6-13　寒淫证思维导图 1

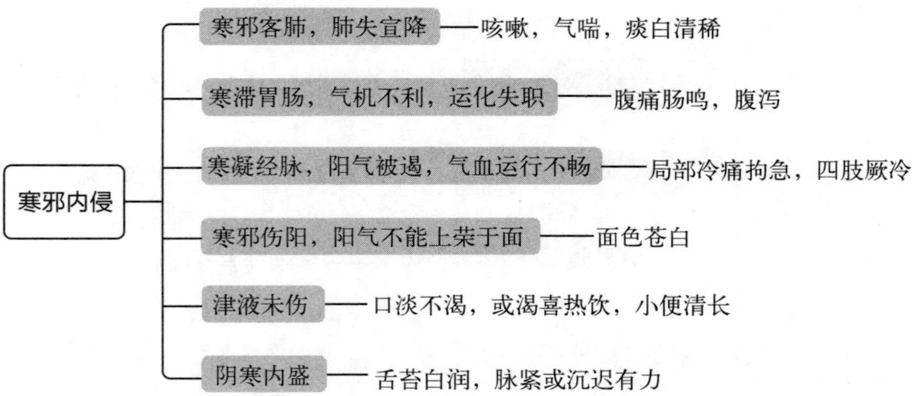

图 6-14　寒淫证思维导图 2

【辨证要点】本证以新病突发、恶寒、肢体或局部冷痛、面白苔白、脉紧或迟有力为辨证要点。

（3）暑淫证　指夏月炎暑之季，外感暑邪的症状和体征的病理概括（图 6-15）。

【辨证要点】以夏月发热、汗多、口渴喜饮、小便黄赤、气短神疲等表现为辨证要点。

（4）湿淫证　是指外感湿邪的症状和体征的病理概括，也称为外湿证（图 6-16）。

【辨证要点】本证以肢体困重、胸闷、脘痞、大便溏泄、苔厚腻、脉濡缓或细为辨证要点。

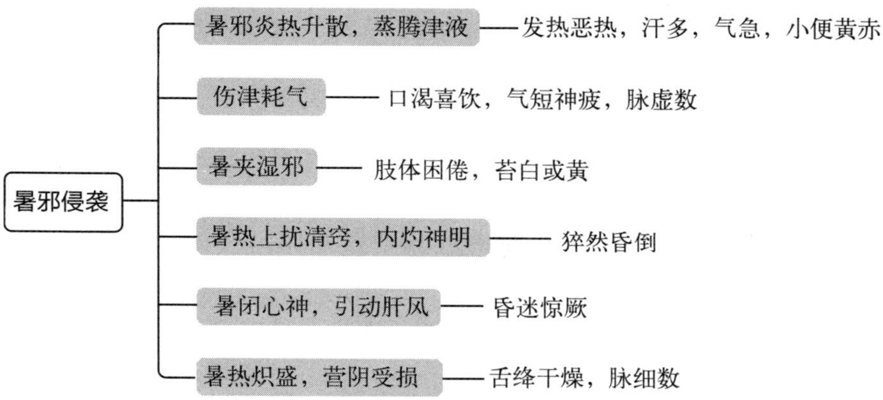

图 6-15　暑淫证思维导图

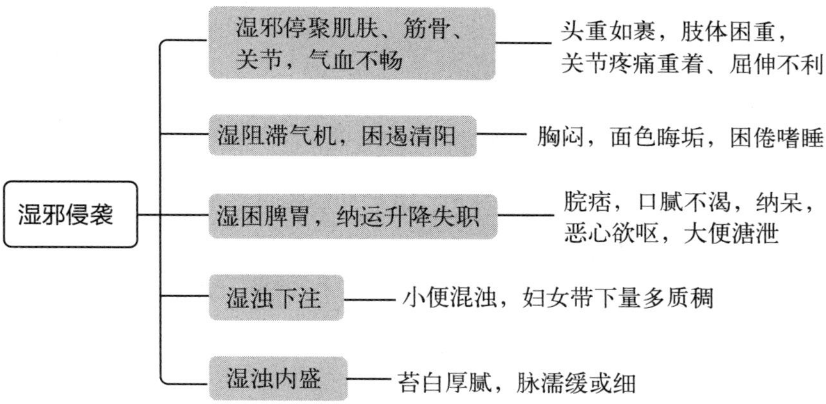

图 6-16　湿淫证思维导图

（5）燥淫证　是指外感燥邪的症状和体征的病理概括，又称为外燥证（图 6-17）。

【辨证要点】本证以秋季干咳，口、鼻、咽、唇、皮肤干燥为辨证要点。

（6）火淫证　是指外感火热之邪的症状和体征的病理概括（图 6-18）。

【辨证要点】本证以壮热，渴喜冷饮，或出血，或局部红肿热痛，舌红绛，苔黄而干，脉数有力等为辨证要点。

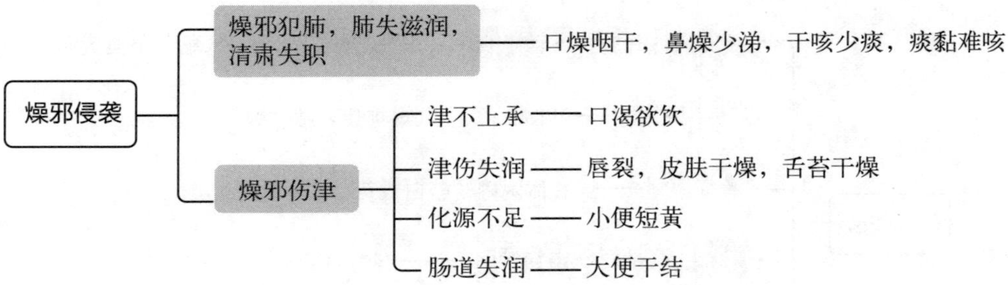

图 6-17 燥淫证思维导图

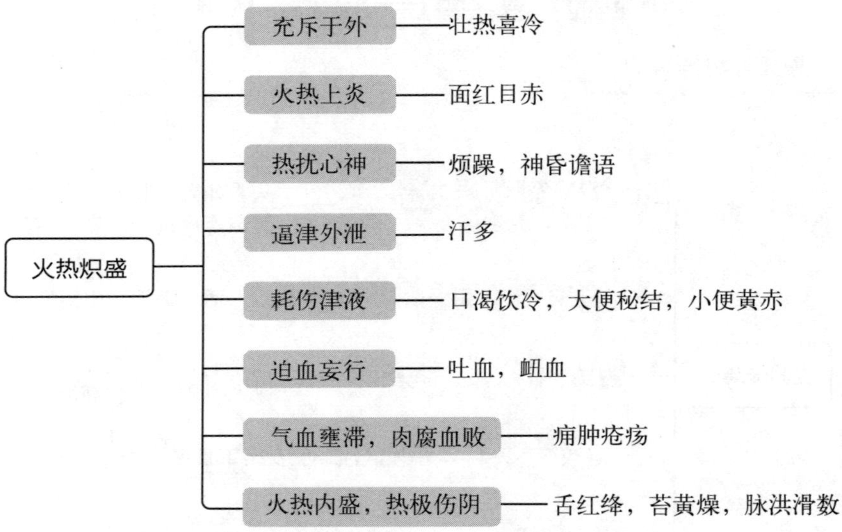

图 6-18 火淫证思维导图

（7）食积证　是指因饮食不节，或脾胃受纳腐熟运化失常，以致宿食停滞胃肠的症状和体征的病理概括（图 6-19）。

【辨证要点】本证以饮食不节病史，症见脘腹胀痛、嗳腐吞酸、大便臭秽、纳呆、苔厚腻为辨证要点。

（8）虫积证　是指寄生虫侵入人体，导致脏腑功能失调，气机阻滞，营血耗损所表现的一类证候。虫积证是一类疾病的总称（图 6-20）。

【辨证要点】本证以腹痛、面黄体瘦、大便排虫为辨证要点。

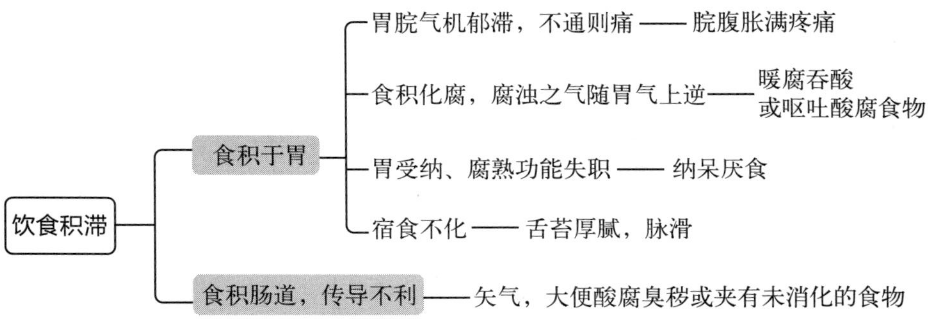

图 6-19　食积证思维导图

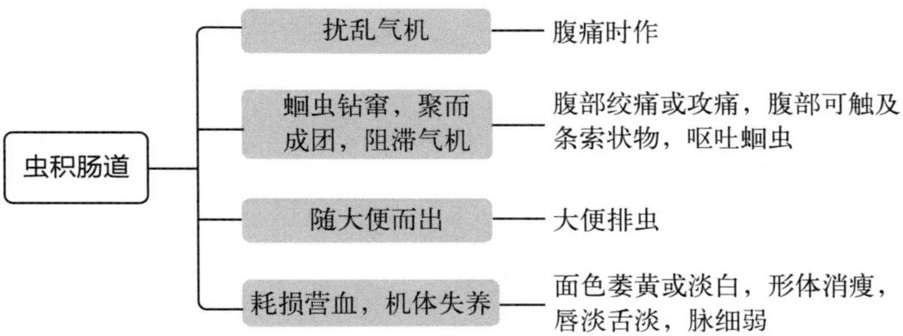

图 6-20　虫积证思维导图

（9）毒证　中医学的“毒”有多种内涵，既可指某些特殊的致病因素，属病因学的概念；又可指某些病理变化，属辨证的内容之一；各种中毒还可以是疾病的病名。

（10）疫疠　感染瘟疫疫毒而引起的各种急性、烈性传染病总称“疫疠”，又称“疫病”“瘟病”“瘟疫病”（图 6-21）。

【辨证要点】疫疠以传染性强、症状相似、发病急、病情重、传变快为辨证要点。

（三）虚证与实证的鉴别要点

虚证与实证的鉴别主要基于观察病人的寒热、面色、形体盛衰、精神萎振、声息强弱、疼痛喜按与拒按、舌象和脉象以及起病的缓急、病程的长短等（表 6-4）。

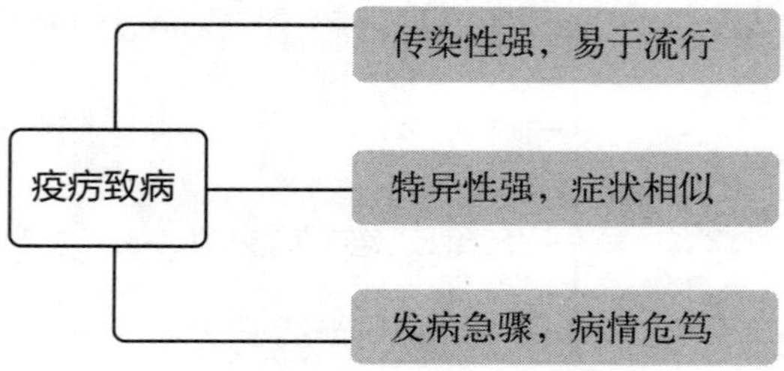

图 6-21　疫疠思维导图

表 6-4　虚证与实证的鉴别要点

证名	形体	精神	声息	疼痛	舌象	脉象	病程
虚证	虚弱	萎靡	声低息微	痛处喜按	舌质娇嫩，舌淡少苔或无苔	无力	长
实证	强健	兴奋	声高气粗	痛处拒按	舌质苍老	有力	短

（四）虚证与实证的关系

疾病是一个复杂的演变过程，随着正邪双方力量的消长盛衰，虚实证候也可出现虚实错杂、虚实转化、虚实真假等诸多复杂的病理变化。

（1）虚实错杂　是指疾病某一时期出现虚证与实证并见的复杂证候。虚实错杂包括虚证夹实、实证夹虚、虚实并重三种病理状态（图 6-22）。虚实错杂辨证的关键在于分清虚实的先后、轻重、缓急。

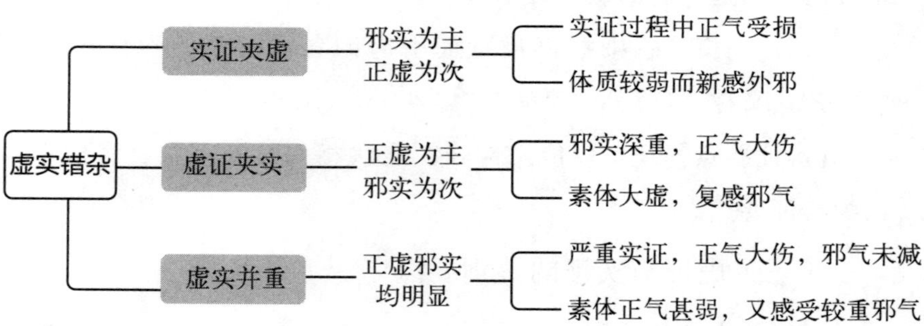

图 6-22　虚实错杂思维导图

（2）虚实转化　是指在疾病的发展过程中出现了实证转化为虚证或虚证转化为实证的病理变化（表 6-5）。

表 6-5　虚实转化要点

虚实转化	定义	病机
实证转虚	先有实证，后出现虚证，而实证随之消失	邪气久留，或失治、误治，耗伤机体正气而转为虚证
虚证转实	先有虚证，后转化为实证，而虚证随之消失	原为虚证，经积极的治疗、休养、锻炼等，正气来复，虚证已消失，后再次感受邪气，发为实证

（3）虚实真假　重阴必阳，重阳必阴，虚证或实证发展到复杂或危重阶段，出现某些与病理本质相反的“假象”症状和体征。辨别虚实之真假与虚实错杂证完全不同，应注意深入辨识鉴别，以免违犯“虚虚实实”之戒。

① 真实假虚证：指本为实证，却出现某些假虚的症状和体征的复杂证候（图 6-23）。

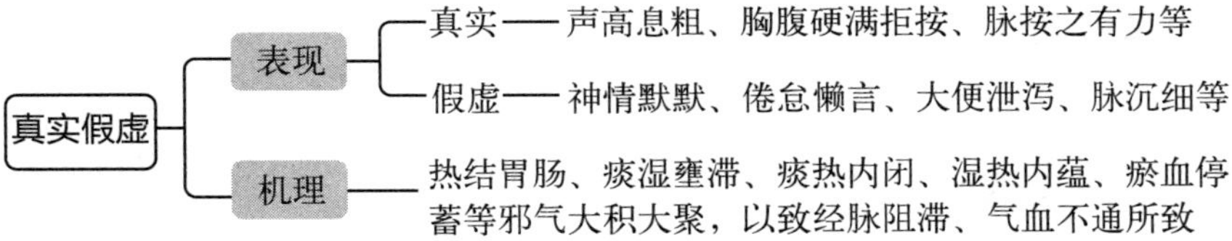

图 6-23　真实假虚证思维导图

② 真虚假实证：是指本为虚证，却出现某些假实的症状和体征的复杂证候（图 6-24）。

四、气病辨证

（一）气滞类证

气滞类证包括气滞证、气逆证和气闭证三种证候。

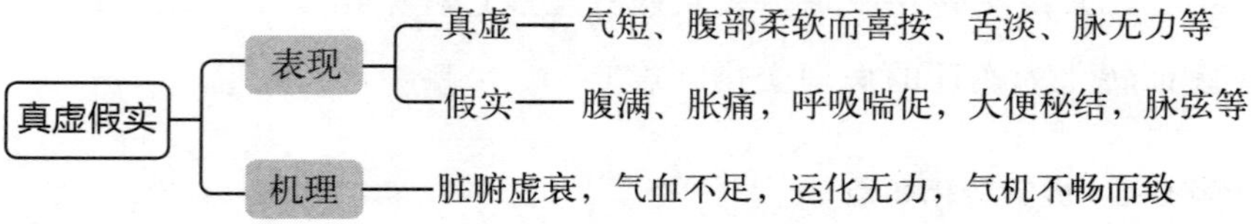

图 6-24　真虚假实证思维导图

（1）气滞证　是指人体某部位，或某脏腑、经络气机阻滞，运行不畅导致的症状和体征的病理概括（图 6-25）。

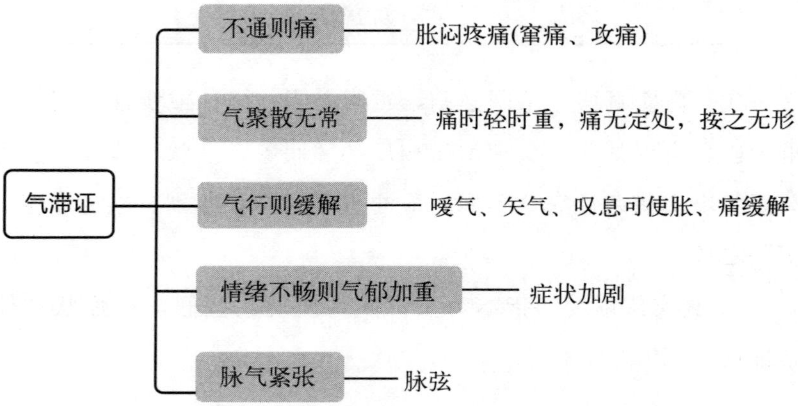

图 6-25　气滞证思维导图

【辨证要点】本证以胀闷、疼痛为辨证要点。

（2）气逆证　是指气机升降失常，逆而向上的症状和体征的病理概括。临床常见肺气上逆、胃气上逆和肝气升发太过病变（图 6-26）。

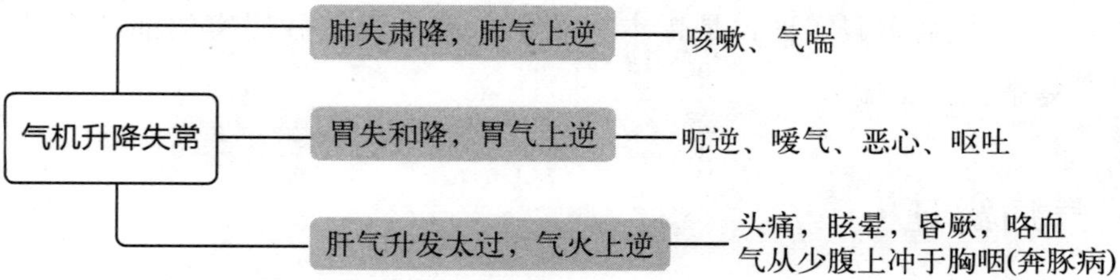

图 6-26　气逆证思维导图

【**辨证要点**】本证以咳喘、呕吐、头痛头晕，甚或发作奔豚病为辨证要点。

（3）气闭证　是指邪气闭阻脏器、官窍，以突发昏厥或剧烈绞痛为主要表现的危重证候，属实证（图 6-27）。

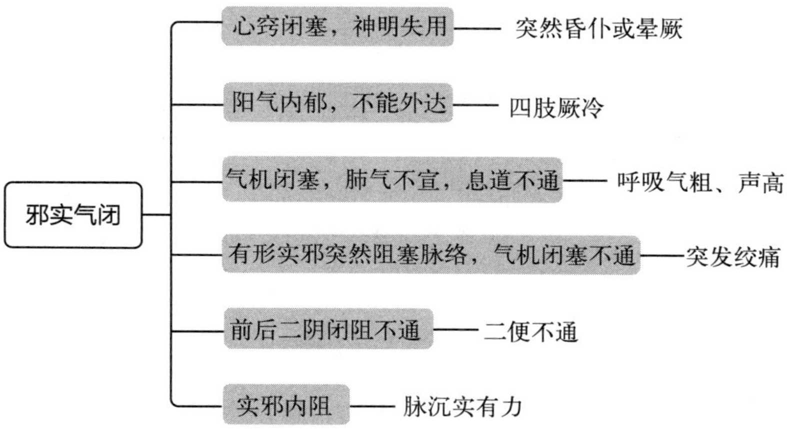

图 6-27　气闭证思维导图

【**辨证要点**】本证以突然晕厥、绞痛、二便不通、呼吸气粗为辨证要点。

（二）气虚类证

气虚类证包括气虚证、气陷证和气脱证。

（1）气虚证　指元气不足，脏腑机能减退所表现的证候（图 6-28）。

【**辨证要点**】本证以神疲乏力、少气懒言、自汗、动则诸症加剧、脉虚为辨证要点。

（2）气陷证　是气虚无力升举，清阳之气下陷的证候（图 6-29）。多在气虚证的基础上进一步发展而来。

【**辨证要点**】本证以久泻久痢，腹部坠胀，或脱肛，或子宫脱垂兼气虚症状为辨证要点。

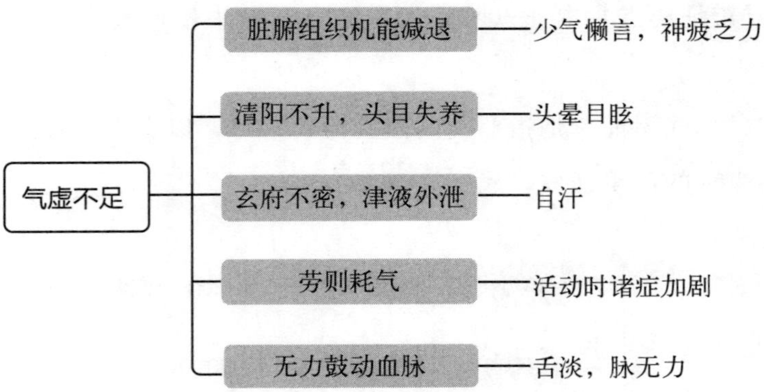

图 6-28　气虚证思维导图

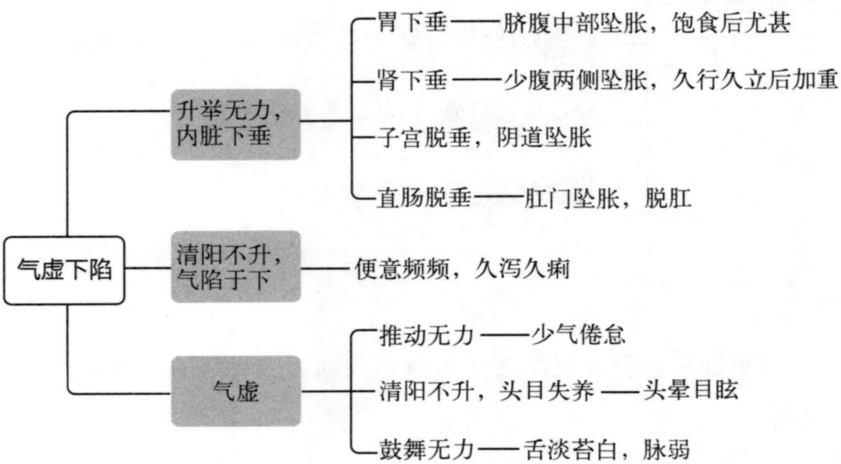

图 6-29　气陷证思维导图

（3）气脱证　是指元气亏虚已极，气息奄奄欲脱的危重证候（图 6-30）。

【辨证要点】本证以气息微弱欲绝、汗出不止、二便失禁、手撒身软、脉微欲绝等为辨证要点。

五、血病辨证

（一）血虚类证

血虚类证包括血虚证和血脱证。

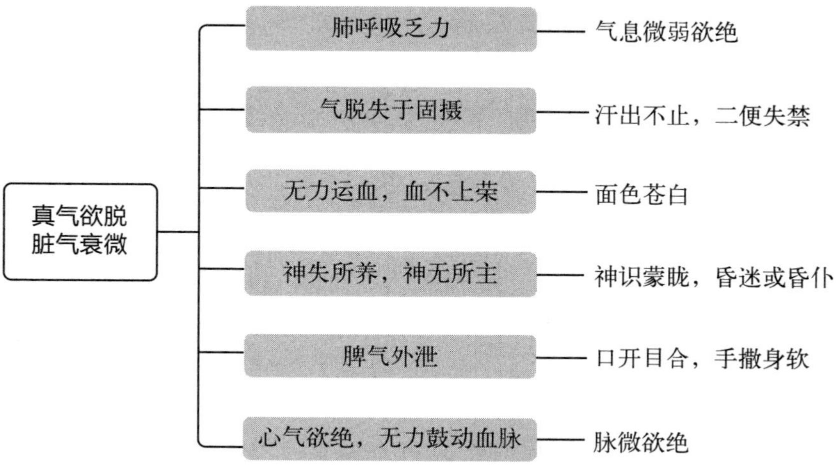

图 6-30 气脱证思维导图

（1）血虚证　是指血液亏少，脏腑、经络、组织失于血液濡养的虚弱证候（图 6-31）。

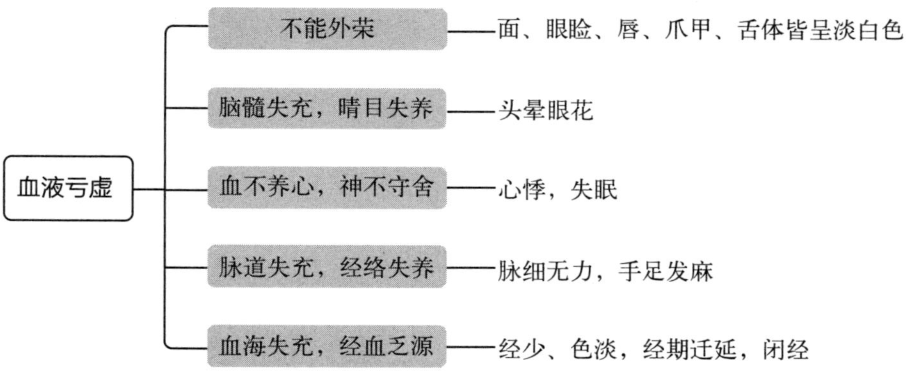

图 6-31 血虚证思维导图

【辨证要点】本证以面、唇、睑淡白，头晕眼花，心悸失眠，舌淡，脉细为辨证要点。

（2）血脱证　指突然大量出血或长期反复出血，以致血液亡脱导致的危重证候（图 6-32）。

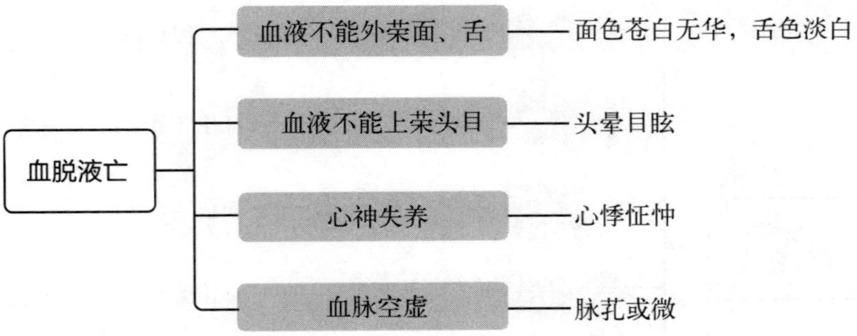

图 6-32 血脱证思维导图

【辨证要点】本证以有严重失血病史、面色苍白、脉芤或微，甚至气脱、亡阳为辨证要点。

（二）血实类证

血实类证包括血瘀证、血寒证、血热证。

（1）血瘀证 凡离经之血未能及时排出和消散，停留于体内；或血液运行不畅，瘀阻血脉之中，或壅积于脏腑、器官、组织之内，失去血液的正常生理功能者，均属瘀血。凡由瘀血内阻而导致的证候，均为血瘀证（表 6-6）。

表 6-6 血瘀证证候分析

证候	病机	临床表现
血瘀证	络脉不通，气机受阻	疼痛如针刺、刀割，拒按，部位固定
	夜间阳衰阴盛，血瘀更甚	夜间疼痛加重
	瘀血阻滞，凝而不散	体表呈青紫色，体内形成坚硬且按之不移的肿块
	血不循经，瘀阻体内	出血颜色紫暗或夹瘀块，反复不止
	血行不畅，肌肤失养	面色黧黑，肌肤甲错
	瘀阻于肌肤组织之间	皮下瘀斑，唇、甲青紫
	瘀阻于肤表脉络	皮肤丝状红缕，腹壁青筋暴露，小腿青筋隆起，弯曲，胀痛
	瘀血内阻，新血不生	闭经
	血行不畅，血瘀脉外	舌质紫有瘀点、瘀斑，舌下络脉曲张，脉细涩

【辨证要点】 本证以痛如针刺，痛有定处，肿块，出血，唇、舌、爪甲瘀斑青紫，脉涩为辨证要点。

（2）血寒证　是指局部血脉寒邪凝滞，血行不畅所表现的实寒证候（图 6-33）。

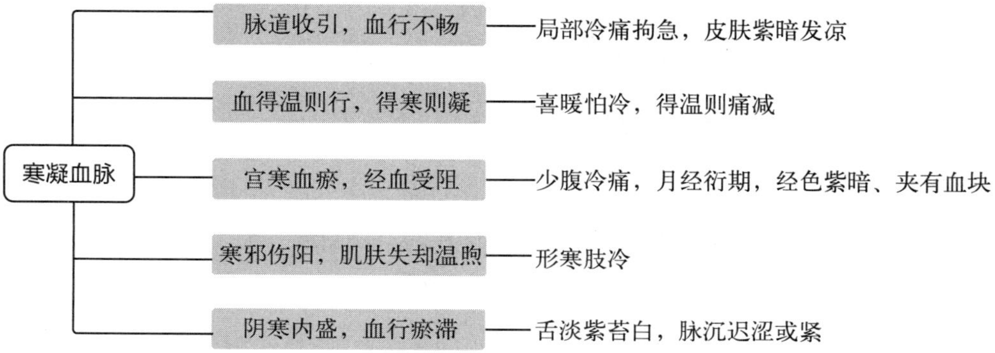

图 6-33　血寒证思维导图

【辨证要点】 本证以局部冷痛拘急、肤色紫暗、形寒肢冷、脉沉迟涩或紧为辨证要点。

（3）血热证　是指火热炽盛，热犯血分所表现的实热证候（图 6-34）。

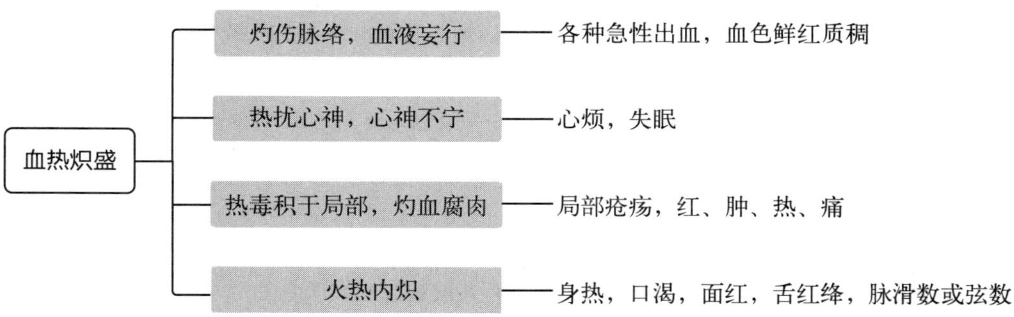

图 6-34　血热证思维导图

【辨证要点】 本证以各种急性出血、身热、口渴、局部红肿热痛、舌红绛、脉数有力为辨证要点。

六、气血同病辨证

（一）气滞血瘀证

气滞血瘀证是气机郁滞导致血行瘀阻的证候（图 6-35）。

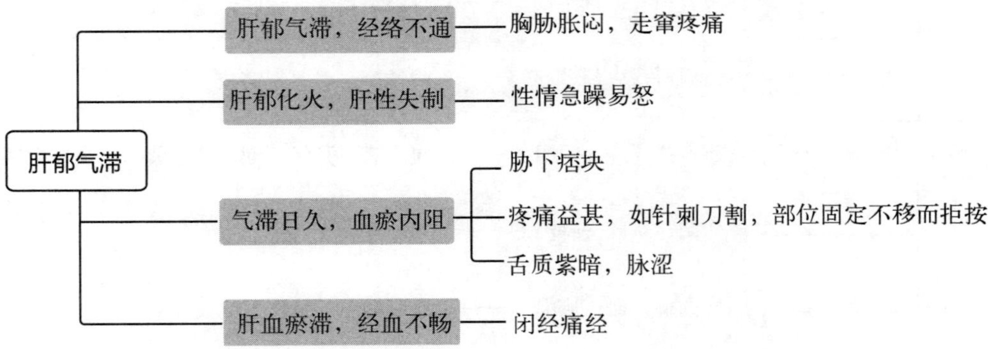

图 6-35　气滞血瘀证思维导图

【辨证要点】 本证以病程较长和肝经循行部位出现的疼痛痞块为辨证要点。

（二）气虚血瘀证

气虚血瘀证是气虚无力推动血液运行，导致血液瘀滞的证候（图 6-36）。

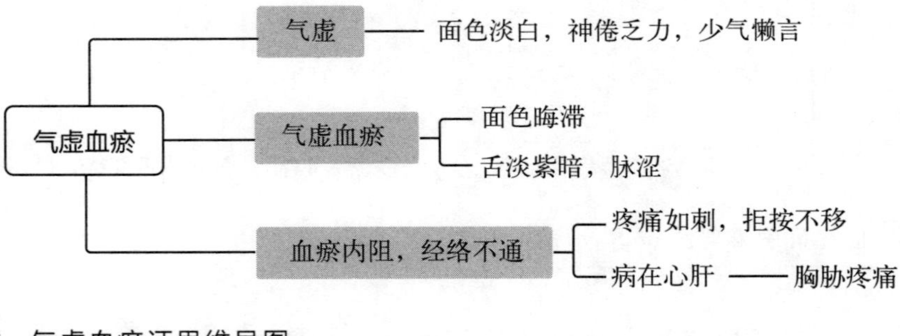

图 6-36　气虚血瘀证思维导图

【**辨证要点**】本证虚中夹实，以气虚证候和血瘀证候并见为辨证要点。

（三）气血两虚类证

气血两虚类证包括气血两虚证、气不摄血证、气随血脱证。

（1）气血两虚证　是指气虚和血虚并见的证候（图 6-37）。

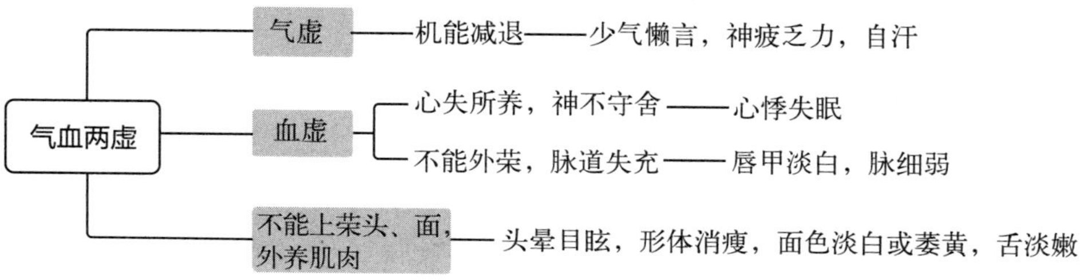

图 6-37　气血两虚证思维导图

【**辨证要点**】本证以气虚证候和血虚证候并见为辨证要点。

（2）气不摄血证　是指气虚不能统摄血液，从而导致出血的证候（图 6-38）。

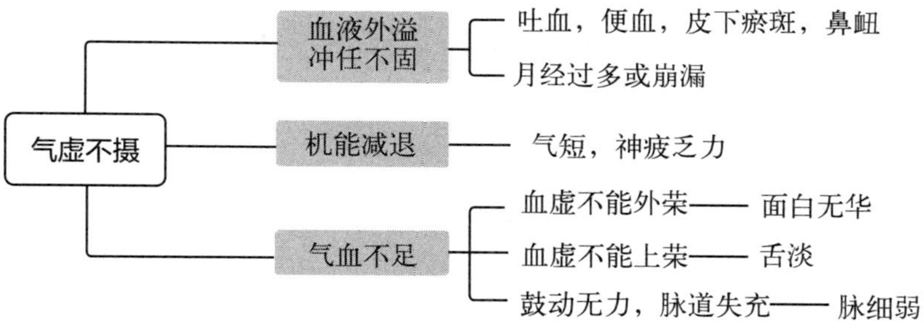

图 6-38　气不摄血证思维导图

【**辨证要点**】本证以出血和气虚证候并见为辨证要点。

（3）气随血脱证　是指由于大出血导致气脱的证候；是多由于各种原因，导致肝、胃、肺等脏器脉道突然破裂引起的证候（图 6-39）。

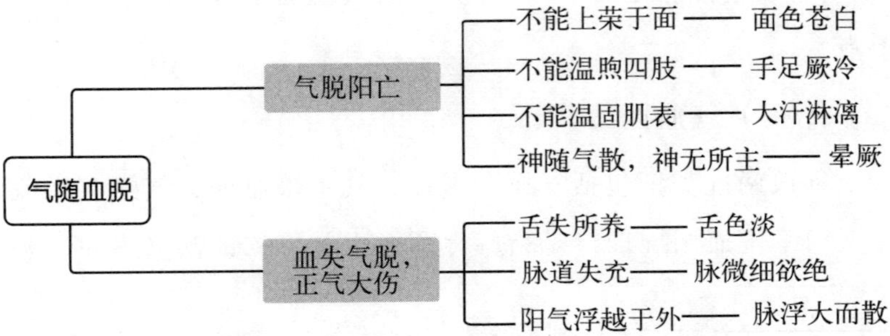

图 6-39　气随血脱证思维导图

【辨证要点】本证以大量出血时，随即出现气脱之症为辨证要点。

七、津液病辨证

（一）津液不足证

津液不足证指由于津液亏少，导致脏腑组织器官失于滋养润泽而出现的证候（图 6-40）。

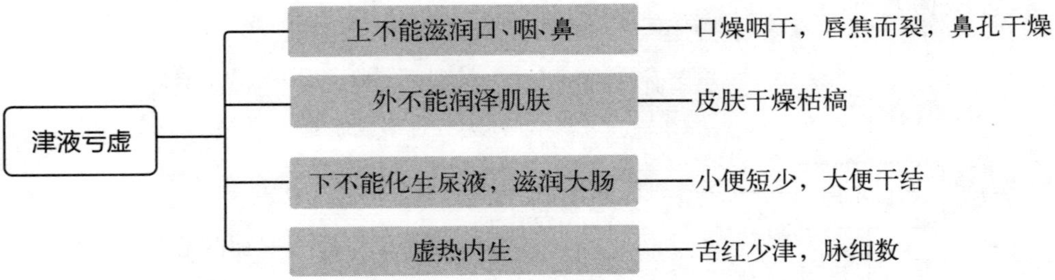

图 6-40　津液不足证思维导图

【辨证要点】本证以口、咽、唇、鼻、舌、皮肤干燥，小便短少，大便干结为辨证要点。

（二）水液内停证

凡外感六淫、内伤七情，影响肺、脾、肾三脏的正常输布与排泄功能，皆能导致水液停聚的病证。水液停聚的病理性物质，包括痰、饮、水、湿四种。

（1）痰证　痰是由水液内停，并且凝聚形成质地稠厚的病理性产物。痰浊停聚或走窜于脏腑、经络、组织之间而引起的证候，即为痰证（表 6-7）。

表 6-7　痰证证候分析

证候	病因	病机	临床表现
痰证	痰浊壅肺	肺失宣肃	咳嗽，咳痰气喘，胸闷不舒，喉中痰鸣
	痰阻于胃	胃气上逆浊阴不降	脘痞纳呆，恶心呕吐
	痰浊中阻	清阳不升	头晕目眩
	痰迷心窍	心神无主	表情淡漠，神昏神乱
	痰阻经络	气血运行不利	肢体麻木，半身不遂
	痰结皮下、肌肉、咽喉	壅聚凝结形成癥瘕积聚	瘰疬、瘿瘤、梅核气、乳癖、痰核
	痰浊内盛	泛溢舌脉	苔白腻，脉滑

【辨证要点】 本证以咳吐痰多、胸闷脘痞、呕恶，神昏癫狂、瘰疬痰核、癥瘕积聚等，苔腻、脉滑为辨证要点。

（2）饮证　饮邪是由体内水液蓄积所致，质地清稀，停滞于胃肠、胸胁、心肺、四肢等处导致的证候，即为饮证。汉·张仲景《金匮要略》记载的水饮证候分四种，根据水饮停聚部位的不同，分为痰饮、悬饮、支饮、溢饮共四种（表 6-8）。

表 6-8　饮证证候分析

证候	病因	病机	临床表现
饮证	痰饮（饮停于胃肠）	水饮停聚，阻滞气机	脘腹痞满
		胃失和降，胃气上逆	泛吐清水
		留于胃脘，行于肠中	胃中有振水声，肠中水声辘辘
	悬饮（饮停于胸胁）	阻遏肝气，肝经不利，木刑肺金	胸胁饱满，支撑胀痛，呼吸、咳嗽则胸胁胀痛加剧
	支饮（饮停于心肺）	水克心火，心火不畅	心悸
		肺失肃降	咳嗽，气喘，不得平卧，痰多清稀，喉中有哮鸣声，胸闷

续表

证候	病因	病机	临床表现
饮证	溢饮 (饮溢于四肢肌肤)	四肢肌肤饱满,无以形成小便	肢体浮肿,小便不利

【辨证要点】 本证以咳嗽气喘，痰液色白清稀量多；呕吐清水痰涎，胃脘有振水声，肠鸣辘辘；胸胁积水，苔滑，脉弦为辨证要点。

（3）水停证　水邪又称水气，是体内水液停聚所致，质地最清稀而善流动，泛滥肌肤导致面目、胸腹、四肢乃至全身均浮肿的证候，即为水停证（图 6-41）。

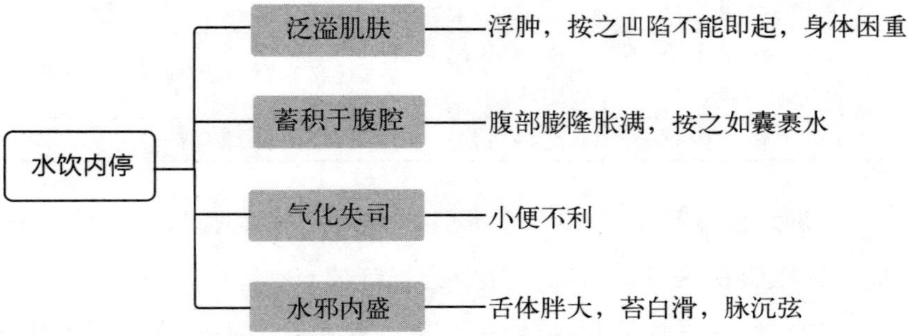

图 6-41　水停证思维导图

【辨证要点】 本证以浮肿、小便不利、舌体胖大、苔白滑为辨证要点。

第二节
脏腑辨证

一、心与小肠病辨证

心与小肠病的证候有虚证和实证：虚证包括心气虚证、心阳虚证、心阳虚脱证、心血虚证、心阴虚证；实证包括心火亢盛证、痰蒙心窍证、痰火扰神证、小肠实热证、心脉痹阻证。

（一）心气虚证

心气虚证是指心气不足，鼓动无力，以心悸及气虚证症状为主要表现的虚弱证候（图 6-42）。

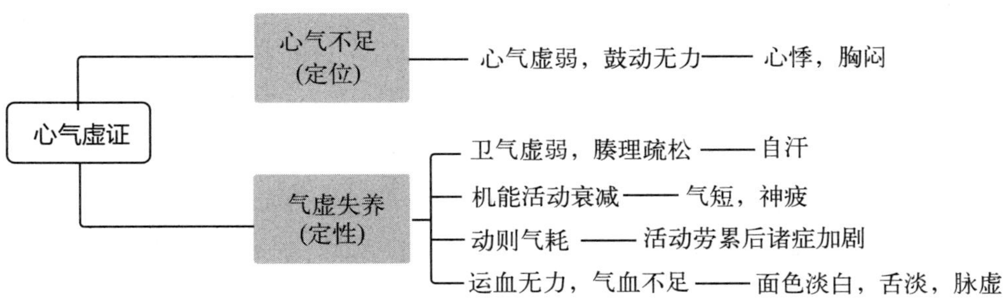

图 6-42　心气虚证思维导图

【辨证要点】本证以心悸与气虚证症状兼见为辨证要点。

（二）心阳虚证

心阳虚证是指心阳虚衰，温运失司，鼓动无力，虚寒内生，以心悸怔忡、心胸憋闷及阳虚证症状为主要表现的虚寒证候（图 6-43）。

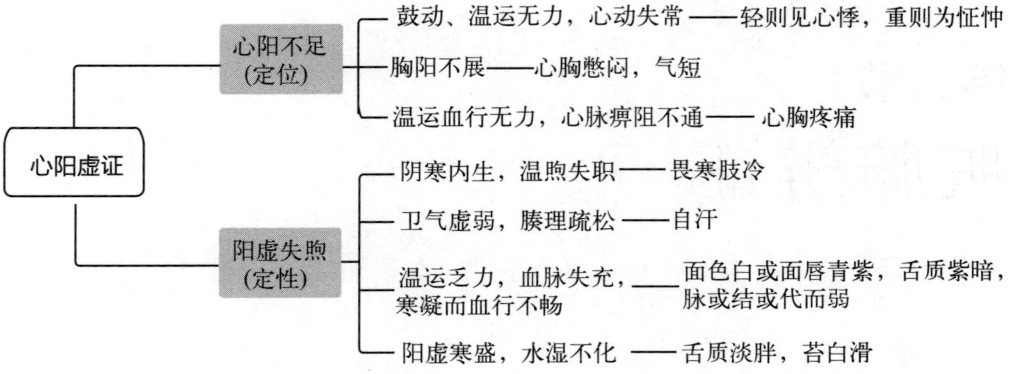

图 6-43　心阳虚证思维导图

【辨证要点】本证以心悸怔忡、心胸憋闷与阳虚证症状共见为辨证要点。

（三）心阳虚脱证

心阳虚脱证是指心阳衰极，阳气暴脱，以心悸胸痛、冷汗、肢厥、脉微为主要表现的危重证候（图 6-44）。

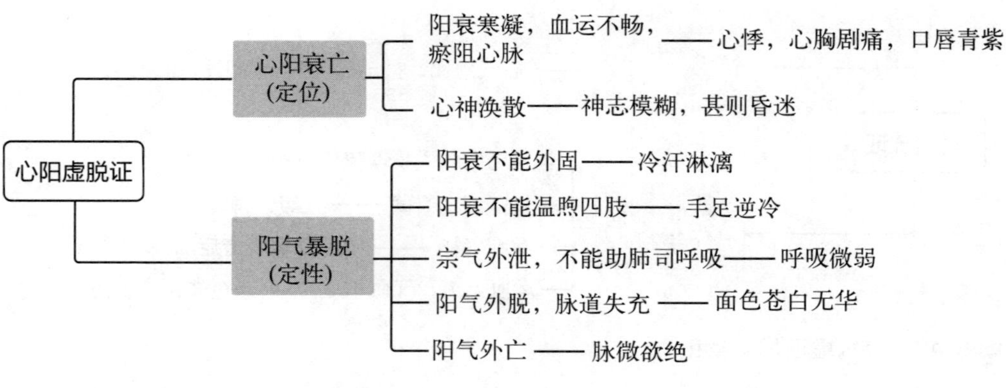

图 6-44　心阳虚脱证思维导图

【辨证要点】本证以心悸胸痛、冷汗、手足逆冷、脉微等表现为辨证要点。

（四）心血虚证

心血虚证是指血液亏虚，心失濡养，以心悸、失眠、多梦及血虚证症状为主要表现的虚弱证候（图 6-45）。

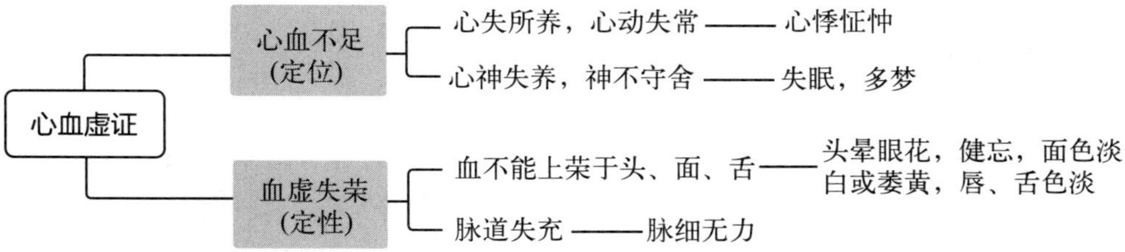

图 6-45　心血虚证思维导图

【辨证要点】本证多有久病、失血等病史，以心悸、失眠、多梦与血虚证症状共见为辨证要点。

（五）心阴虚证

心阴虚证指阴液亏损，心失所养，虚热内扰，以心悸、心烦、失眠及阴虚证症状为主要表现的虚热证候（图 6-46）。

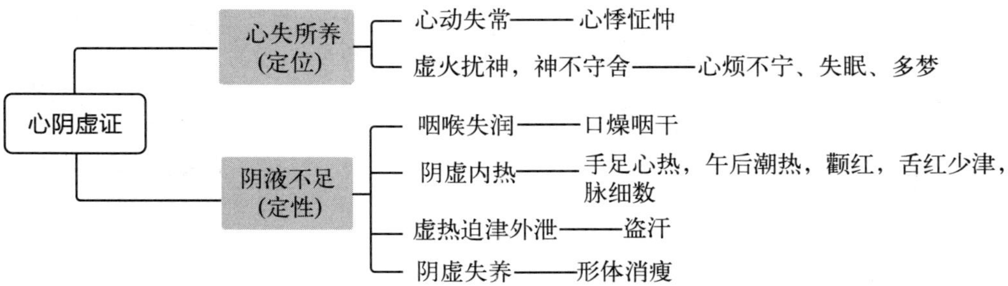

图 6-46　心阴虚证思维导图

【辨证要点】本证以心烦、心悸、失眠与阴虚证症状共见为辨证要点。

（六）心火亢盛证

心火亢盛证是指火热内炽，扰乱心神，迫血妄行，上炎口舌，热邪下移，以发热、心烦、吐衄血、舌赤生疮、尿赤涩灼痛等为主要表现的实热证候（图 6-47）。

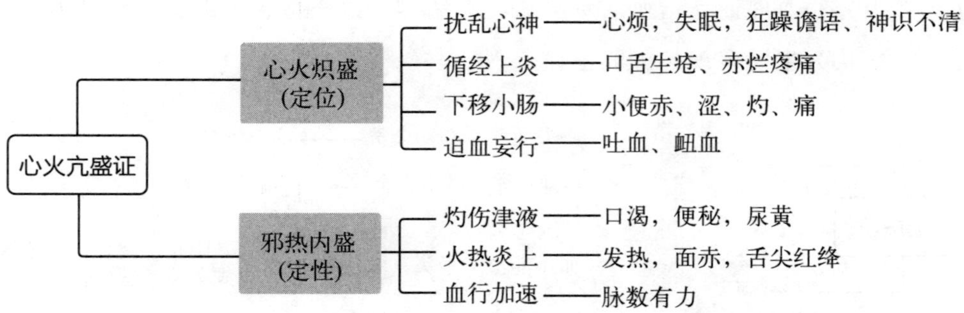

图 6-47　心火亢盛证思维导图

【辨证要点】本证以发热、心烦、吐衄血、舌赤生疮、尿赤涩灼痛等实热证表现为辨证要点。

（七）痰蒙心窍证

痰蒙心窍证是指痰浊蒙蔽心神，以神志抑郁、错乱、痴呆、昏迷为主要表现的证候（图 6-48）。又名痰迷心窍证、痰迷心包证。

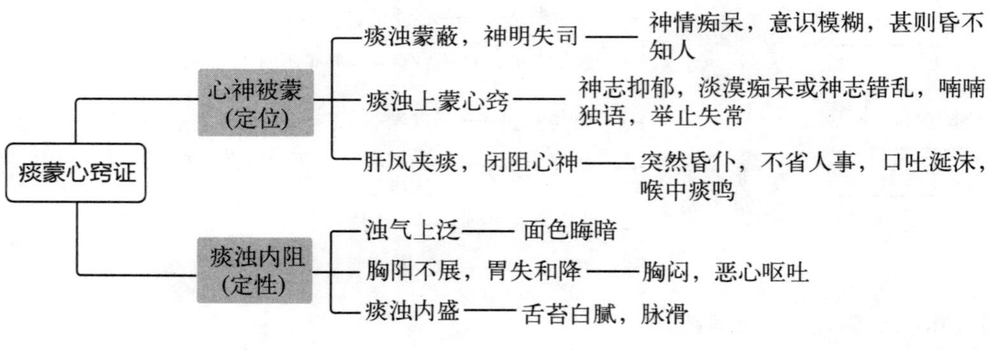

图 6-48　痰蒙心窍证思维导图

【辨证要点】本证以神志抑郁、错乱、痴呆、昏迷与痰浊证症状共见为辨证要点。

（八）痰火扰神证

痰火扰神证是指火热痰浊交阻，扰闭心神，以狂躁、神昏及痰热内阻证症状为主要表现的证候。

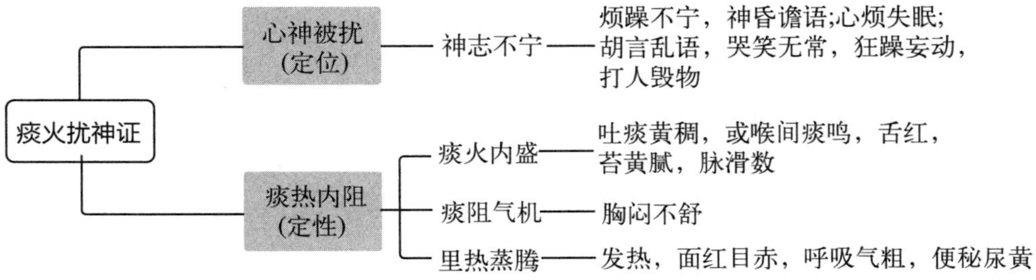

图 6-49　痰火扰神证思维导图

【**辨证要点**】本证以神志狂躁、神昏谵语与痰热内阻证症状共见为辨证的主要依据。

（九）小肠实热证

小肠实热证是指小肠里热炽盛所表现的证候。

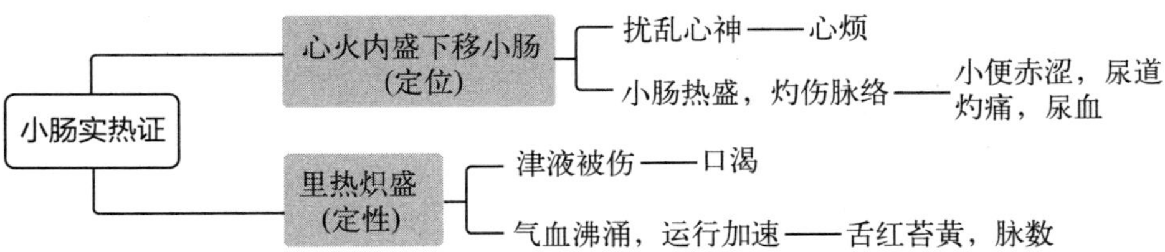

图 6-50　小肠实热证思维导图

【**辨证要点**】本证以心火热炽及小便赤涩疼痛为辨证要点。

（十）心脉痹阻证

心脉痹阻证是指瘀血、痰浊、阴寒、气滞等阻痹心脉，以心悸怔忡、胸闷、心痛为主要表现的证候（图 6-51）。

【**辨证要点**】本证以心悸怔忡、心胸憋闷疼痛为辨证的主要依据。由于致痛之因有别，故应分辨疼痛特点及兼症以审证求因。

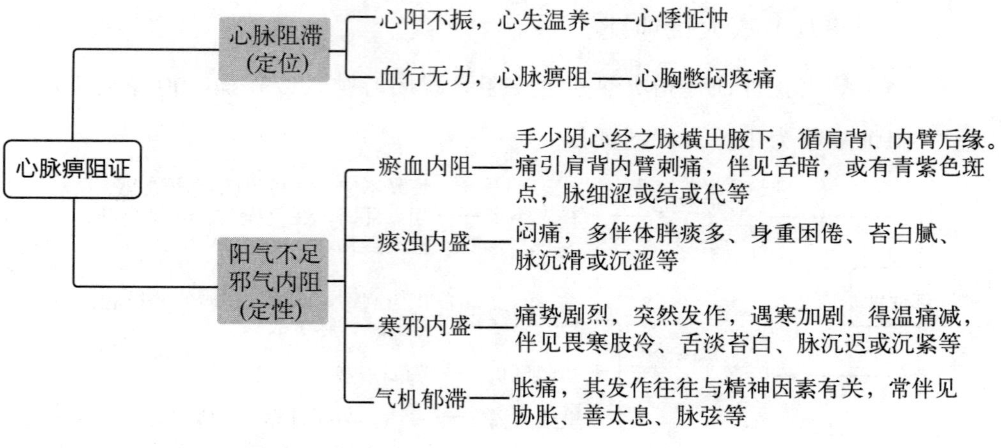

图 6-51　心脉痹阻证思维导图

二、肺与大肠病辨证

肺与大肠病证有虚实之分：虚证有肺气虚证、肺阴虚证、大肠液亏证、肠虚滑泻证，实证有风寒犯肺证、风热犯肺证、燥邪犯肺证、痰热壅肺证、寒痰阻肺证、大肠湿热证。

（一）肺气虚证

肺气虚证是指肺的功能减弱，其主气、卫外功能失职所表现的证候（图 6-52）。

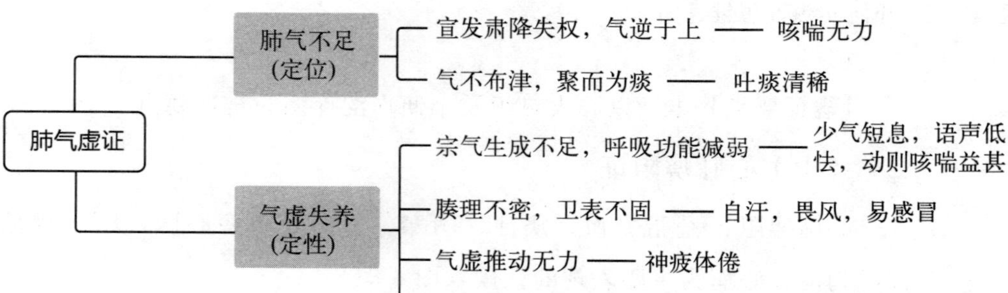

图 6-52　肺气虚证思维导图

【**辨证要点**】本证以咳喘无力、吐痰清稀及气虚证表现为辨证要点。

（二）肺阴虚证

肺阴虚证是指由于肺阴不足，失于清肃，虚热内生所表现的证候（图 6-53）。

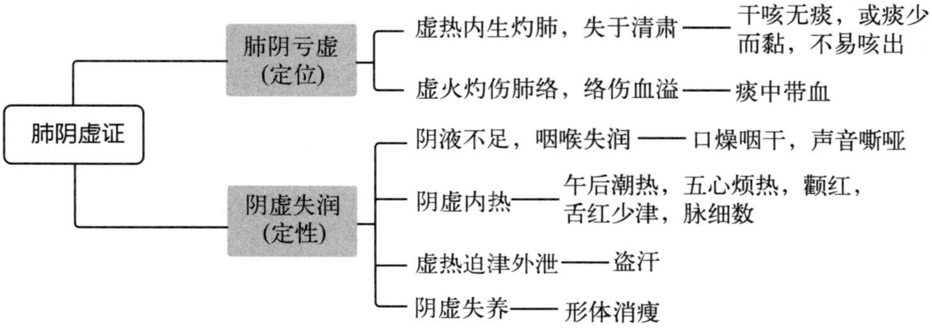

图 6-53　肺阴虚证思维导图

【**辨证要点**】本证以干咳或痰少而黏和阴虚证表现为辨证要点。

（三）风寒犯肺证

风寒犯肺证是指由于风寒之邪侵袭肺表，肺卫失宣所表现的证候（图 6-54）。

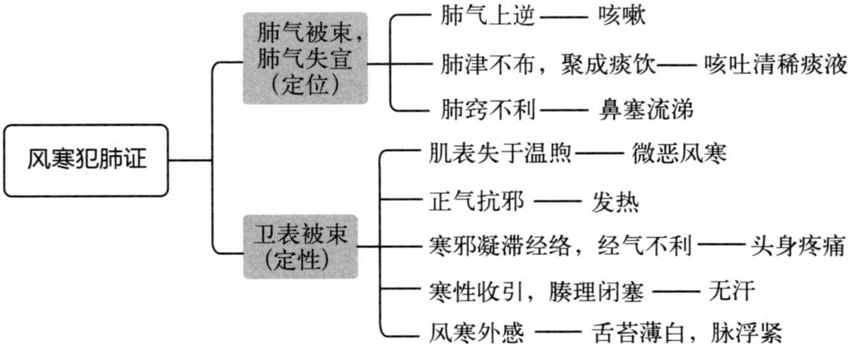

图 6-54　风寒犯肺证思维导图

【**辨证要点**】本证以咳嗽、痰液清稀和风寒表证症状并见为辨证要点。

（四）风热犯肺证

风热犯肺证是指风热之邪侵袭肺系，肺卫受病所表现的证候。

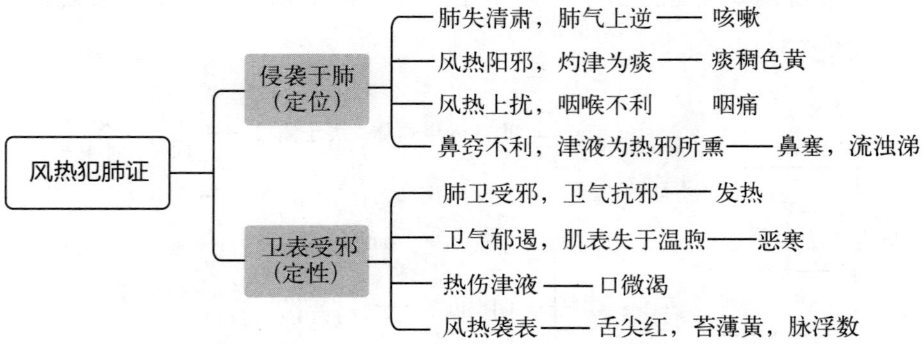

图 6-55 风热犯肺证思维导图

【**辨证要点**】本证以咳嗽、痰黄、咽痛和风热表证症状并见为辨证要点。

（五）燥邪犯肺证

燥邪犯肺证是指外界燥邪侵犯肺卫，肺系津液耗伤所表现的证候，亦称肺燥（外燥）证（图 6-56）。据其偏寒、偏热之不同，又有温燥、凉燥之分。

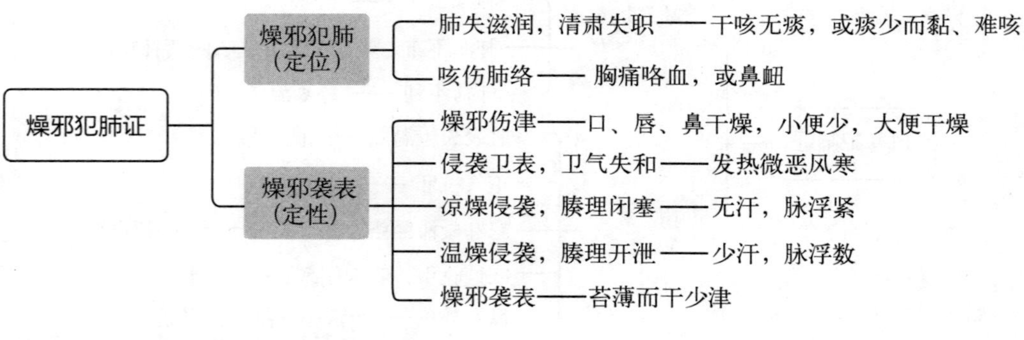

图 6-56 燥邪犯肺证思维导图

【**辨证要点**】本证以干咳、口咽干燥和表证症状并见为辨证要点。

（六）痰热壅肺证

痰热壅肺证是指邪热内盛，痰热互结，壅闭于肺所表现的肺经实热证候（图 6-57）。

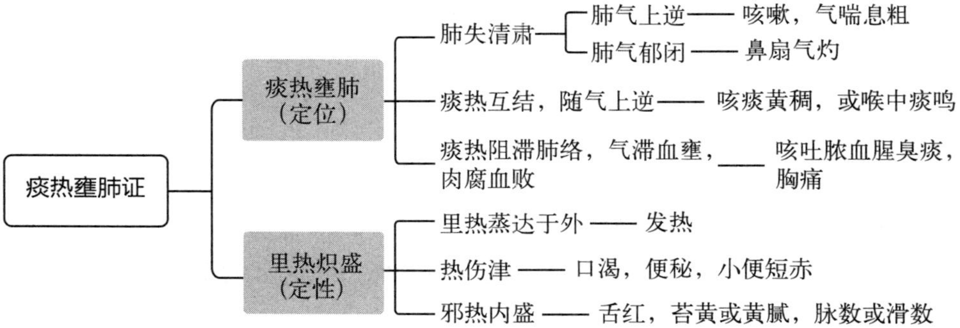

图 6-57　痰热壅肺证思维导图

【辨证要点】本证以咳喘、痰多及里实热证症状并见为辨证要点。

（七）寒痰阻肺证

寒痰阻肺证是指寒邪与痰浊交并，壅阻于肺，肺失宣降所表现的证候（图 6-58）。

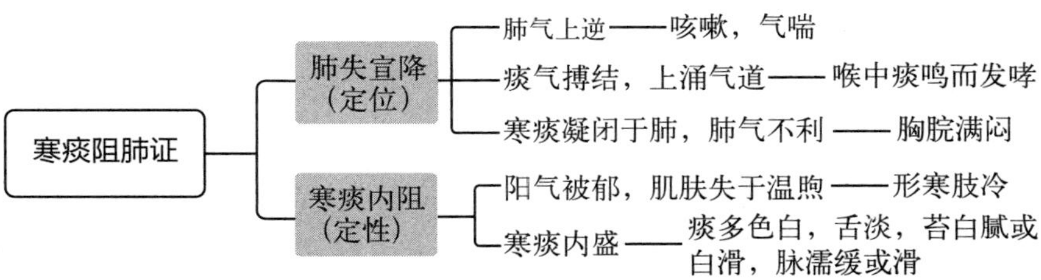

图 6-58　寒痰阻肺证思维导图

【辨证要点】本证以咳喘痰白、形寒肢冷为辨证要点。

（八）大肠液亏证

大肠液亏证是指津液不足，不能濡润大肠所表现的证候（图 6-59）。

【辨证要点】本证以大便干燥、难以排出和阴液不足的临床表现为辨证要点。

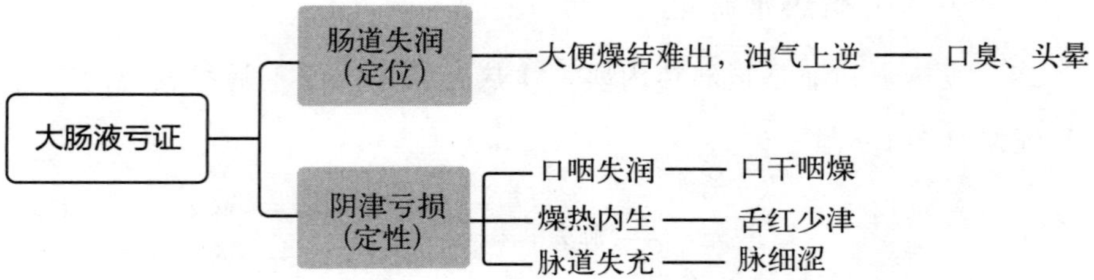

图 6-59　大肠液亏证思维导图

（九）肠虚滑泻证

肠虚滑泻证是指大肠阳气虚衰不能固摄所表现的证候（图 6-60）。

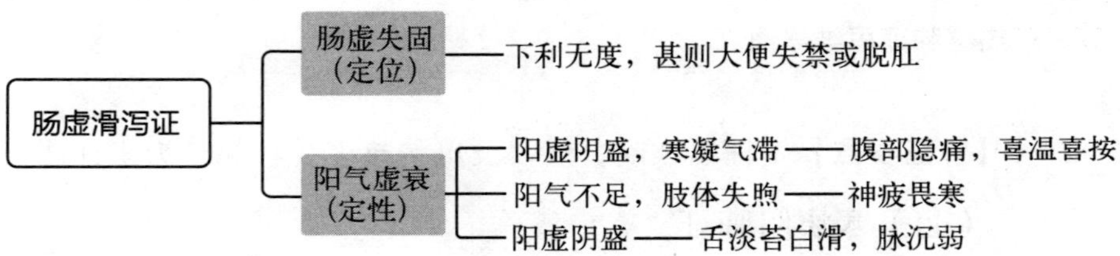

图 6-60　肠虚滑泻证思维导图

【辨证要点】本证以下利无度、神疲畏寒为辨证要点。

（十）大肠湿热证

大肠湿热证是指湿热下注大肠所表现的证候（图 6-61）。

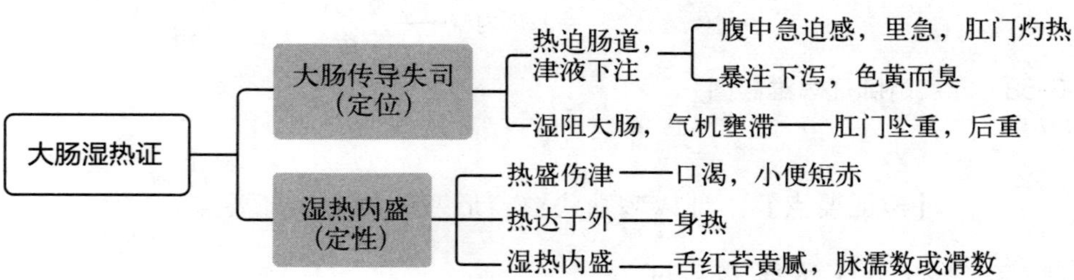

图 6-61　大肠湿热证思维导图

【辨证要点】本证以便次增多，或下利黏冻，或下黄色稀水与湿热内蕴证症状共见为辨证要点。

三、脾与胃病辨证

脾与胃病证有虚实之分：脾病虚证有脾气虚证、脾阳虚证、脾虚气陷证、脾不统血证，实证有湿热蕴脾证、寒湿困脾证；胃病虚证多为胃阴虚证等证，实证常见的有寒、热、食滞证候。

（一）脾气虚证

脾气虚证是指脾气不足，运化功能减退所表现的虚弱证候（图 6-62）。

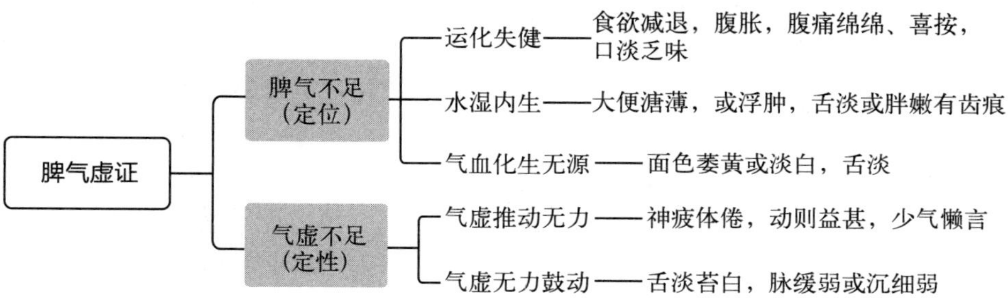

图 6-62　脾气虚证思维导图

【辨证要点】本证以食欲减退、腹胀、便溏和气虚证症状为辨证要点。

（二）脾阳虚证

脾阳虚证是指脾阳虚衰，失于温运，阴寒内生所表现的虚寒证候，亦可称脾虚寒证（图 6-63）。

【辨证要点】本证以脾虚失运之食少、腹胀或痛、便溏和阳虚证症状并见为辨证要点。

（三）脾虚气陷证

脾虚气陷证是指脾气亏虚，升举无力而致气机下陷的证候（图 6-64）。

【辨证要点】本证以脘腹坠胀、久泻久痢、内脏下垂和脾气虚证症状并见为辨证要点。

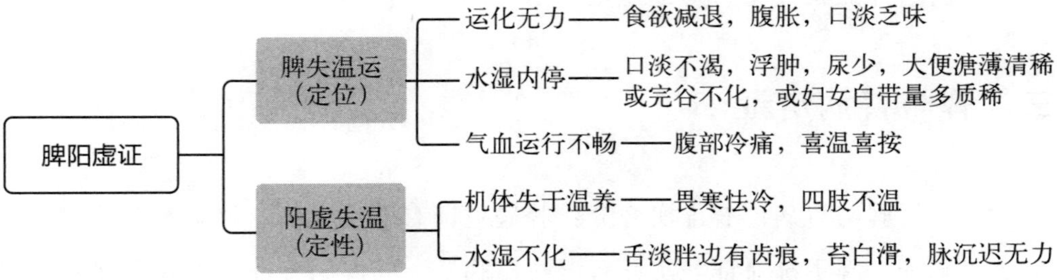

图 6-63　脾阳虚证思维导图

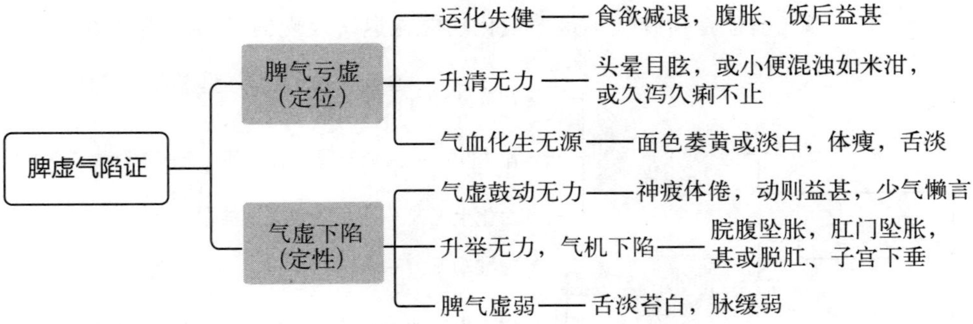

图 6-64　脾虚气陷证思维导图

（四）脾不统血证

脾不统血证是指脾气虚弱，不能统摄血液，而致血溢脉外，以慢性出血为主要表现的证候（图 6-65）。

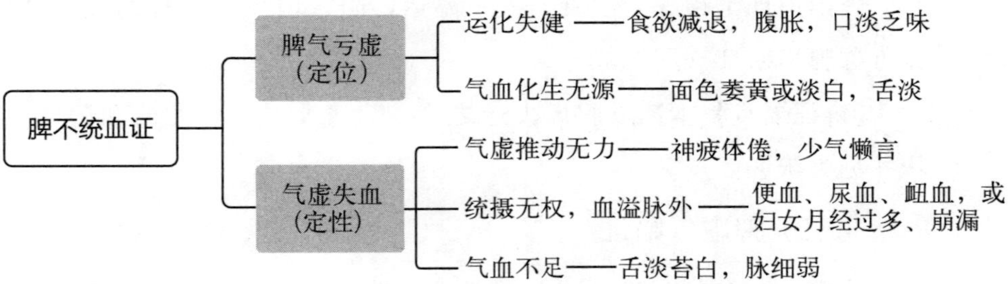

图 6-65　脾不统血证思维导图

【**辨证要点**】本证以出血表现和脾气虚证症状共见为辨证要点。

（五）寒湿困脾证

寒湿困脾证是指寒湿之邪内盛，中阳受困所表现的证候，又称湿困脾阳证或寒湿中阻证（图 6-66）。

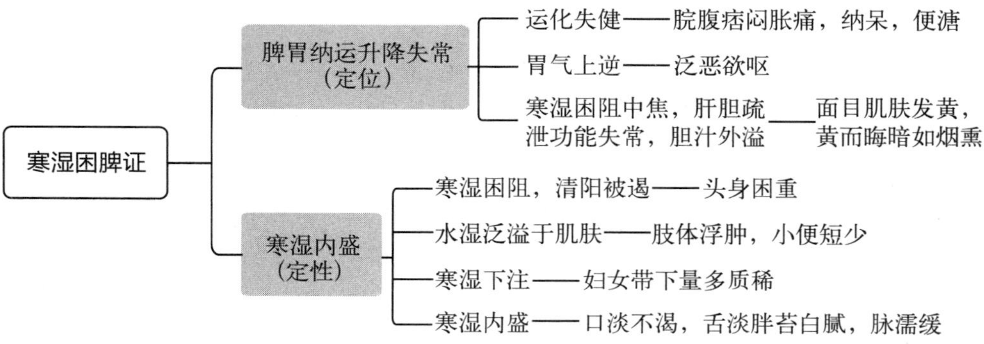

图 6-66　寒湿困脾证思维导图

【**辨证要点**】本证以脘腹痞胀、纳呆、呕恶、便溏和寒湿证症状共见为辨证要点。

（六）湿热蕴脾证

湿热蕴脾证是指湿热之邪内蕴中焦，影响脾的运化功能所表现的证候（图 6-67）。

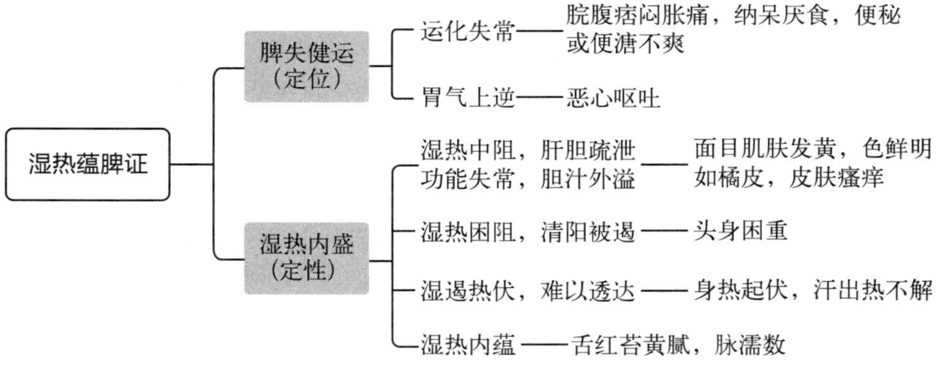

图 6-67　湿热蕴脾证思维导图

【**辨证要点**】本证以脘腹痞满、纳呆、呕恶、便溏、阳黄和湿热证症状共见为辨证要点。

（七）胃阴虚证

胃阴虚证是由于胃阴不足，胃失濡润，影响胃的正常功能所表现的虚弱证候（图 6-68）。

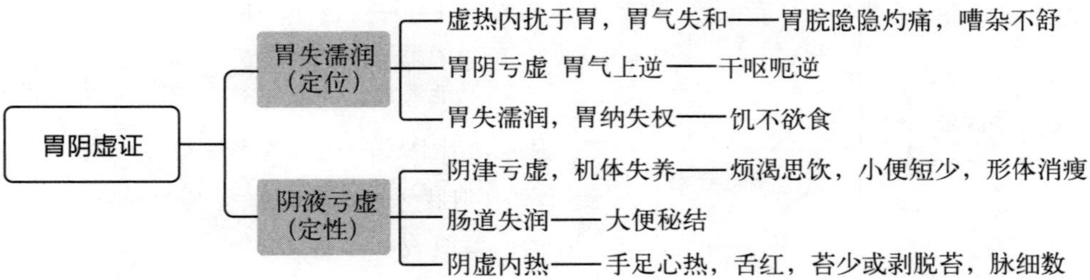

图 6-68　胃阴虚证思维导图

【**辨证要点**】本证以胃脘灼痛、嘈杂、饥不欲食、干呕、呃逆等胃失和降及口渴思饮、大便干、小便短赤等阴亏失润的表现为辨证要点。

（八）寒滞胃腑证

寒滞胃腑证是由于阴寒之邪凝滞胃腑，使胃的功能受阻所表现的证候（图 6-69）。

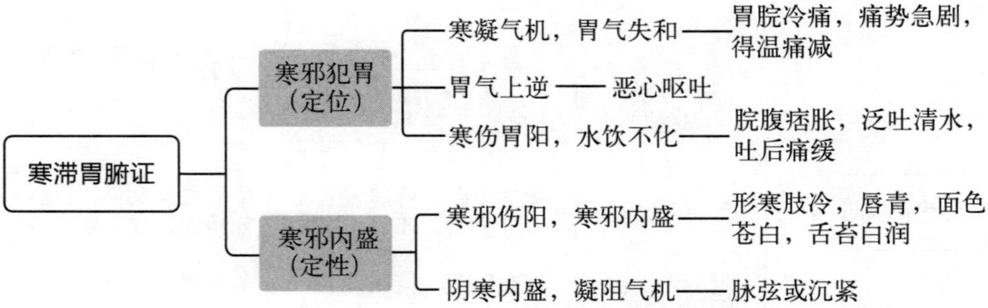

图 6-69　寒滞胃腑证思维导图

【**辨证要点**】本证以脘腹冷痛及实寒证症状为辨证要点。

（九）胃火炽盛证

胃火炽盛证是由于邪热在胃，胃中火热炽盛，胃的受纳腐熟功能异常所表现的实热证候，亦称胃热证或胃火证（图 6-70）。

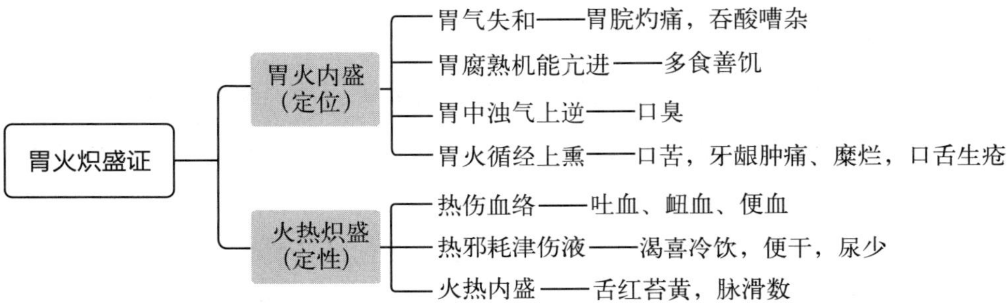

图 6-70　胃火炽盛证思维导图

【辨证要点】本证以胃脘灼痛、吞酸嘈杂、多食善饥、牙龈肿痛、口臭，以及实热证症状为辨证要点。

（十）食滞胃脘证

食滞胃脘证是指饮食停滞胃脘，胃不能腐熟、消化水谷所表现的证候（图 6-71）。

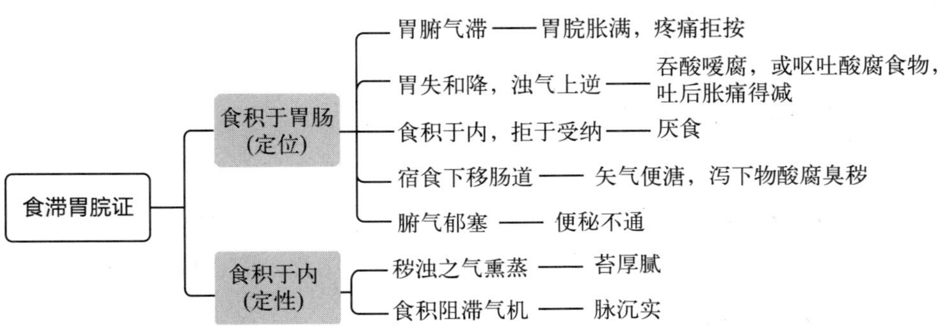

图 6-71　食滞胃脘证思维导图

【辨证要点】本证以脘腹胀满疼痛、呕吐酸腐食物、厌食为辨证要点。

四、肝与胆病辨证

肝病的常见症状：情志抑郁，或易怒，头晕头胀痛，胸胁少腹等肝经循行部位胀痛、窜痛，肢体震颤，手足抽搐，以及目疾、月经不调、阴部疾患等。胆病常见症状：口苦、黄疸、惊悸、失眠等症。

肝体阴而用阳，肝病则体阴易虚而用阳易亢。肝阴肝血亏耗成为虚证，肝气易郁结、肝阳易偏亢，产生气郁、火逆、阳亢、风动，或寒、湿及火热之邪内犯，形成实证，其阴虚阳亢、亢阳化风为本虚标实之证。

胆病则有胆郁痰扰证和肝胆同病的肝胆湿热证。

（一）肝血虚证

肝血虚证是指阴血不足，肝无以藏血，目、爪甲、筋等肝系失养或冲任失充导致的虚弱证候（图 6-72）。

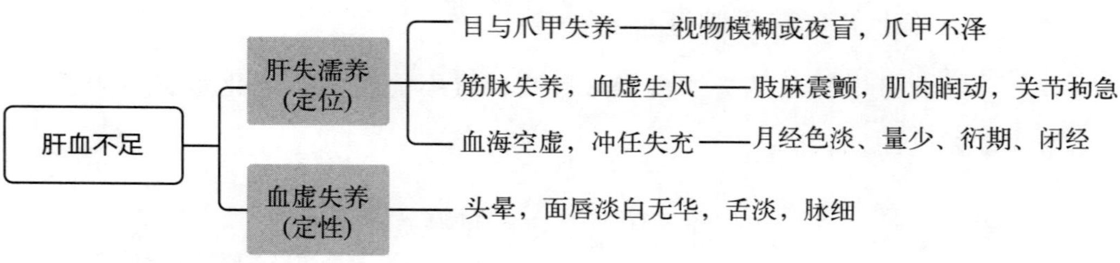

图 6-72　肝血虚证思维导图

【辨证要点】以血虚证和目、爪甲、筋脉失养或妇科冲任不足证候为辨证要点。肝血虚证与肝风内动症状并见，则称之为血虚生风证。

（二）肝阴虚证

肝阴虚证是指肝脏阴液亏虚，虚热内扰导致的证候（图 6-73）。

【辨证要点】以两目、筋脉或肝经循行部位失养与全身阴虚火旺症状并见为辨证要点。肝阴虚证与肝风内动症状并见，则称之为阴虚动风证。

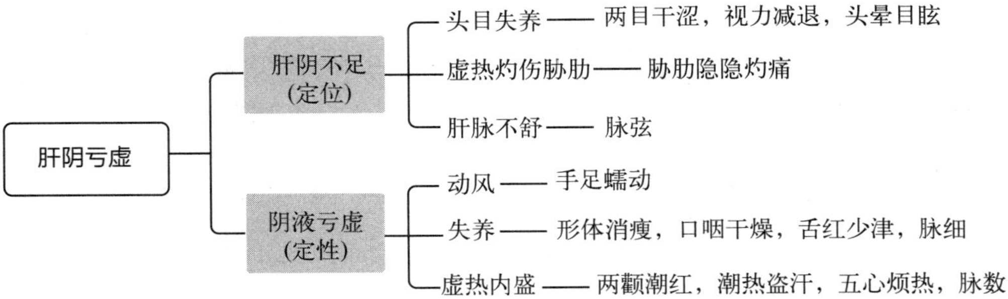

图 6-73　肝阴虚证思维导图

（三）肝气虚证

肝气虚证是指肝气虚弱，不能荣养筋目、调畅情志导致的证候（图 6-74）。

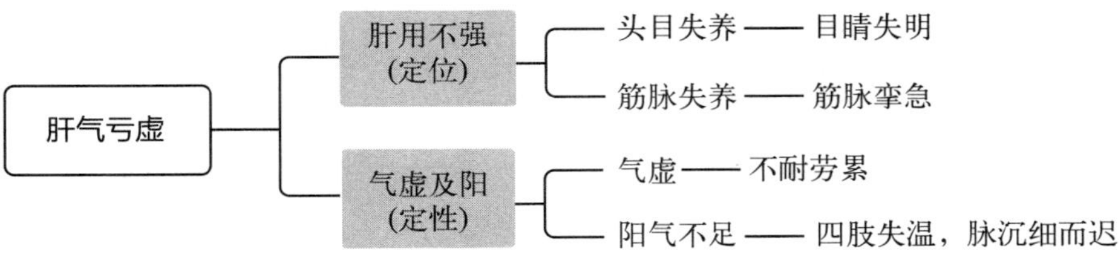

图 6-74　肝气虚证思维导图

【辨证要点】以筋目失养、不耐劳累为辨证要点。

（四）肝气郁结证

肝气郁结证是指肝失疏泄，气机郁滞导致的证候（图 6-75）。

【辨证要点】以情志抑郁不舒、肝经循行部位胀痛不适或妇女月经失调为辨证要点。

（五）肝火上炎证

肝火上炎证是指肝火炽盛，循经上逆，导致肝经上行部位出现火热炽盛的证候（图 6-76）。

【辨证要点】以肝经循行部位的头、目、耳、两胁火热炽盛为辨证要点。

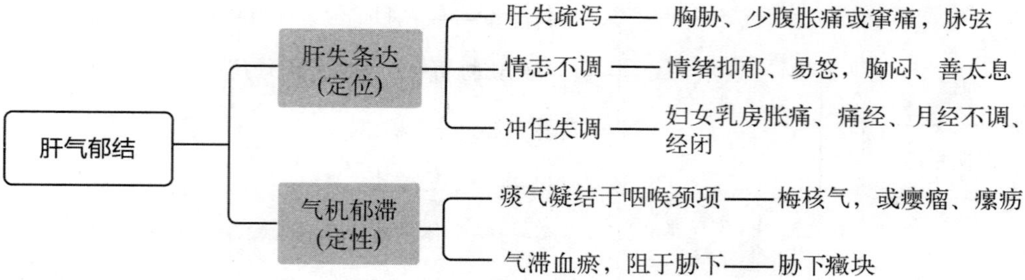

图 6-75　肝气郁结证思维导图

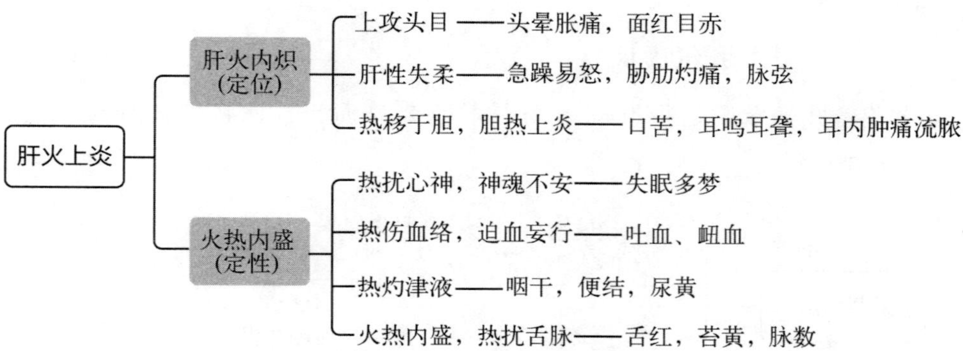

图 6-76　肝火上炎证思维导图

（六）肝胆湿热证

肝胆湿热证是指湿热蕴结肝胆，导致肝胆不能疏泄，湿热循经下注所表现的证候（图 6-77）。

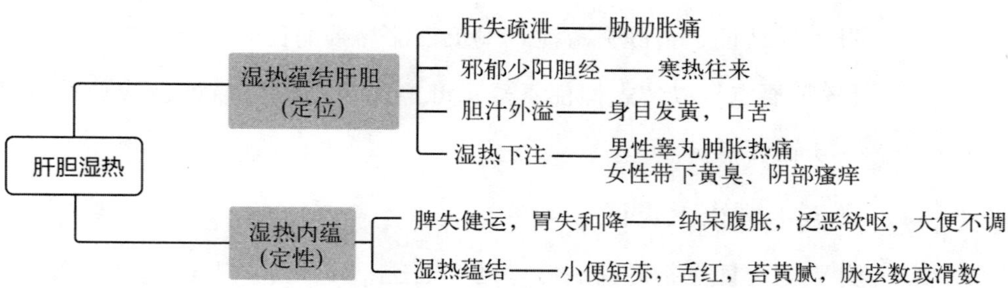

图 6-77　肝胆湿热证思维导图

【辨证要点】 以胁肋胀痛、纳呆呕恶或身目发黄与湿热内蕴之征共见为辨证要点。若阴部疾患与湿热内蕴之象共见则为肝经湿热证。

（七）寒凝肝脉证

寒凝肝脉证是指寒邪侵袭肝之经络，寒凝气滞，以肝经循行部位冷痛为主症的证候（6-78）。

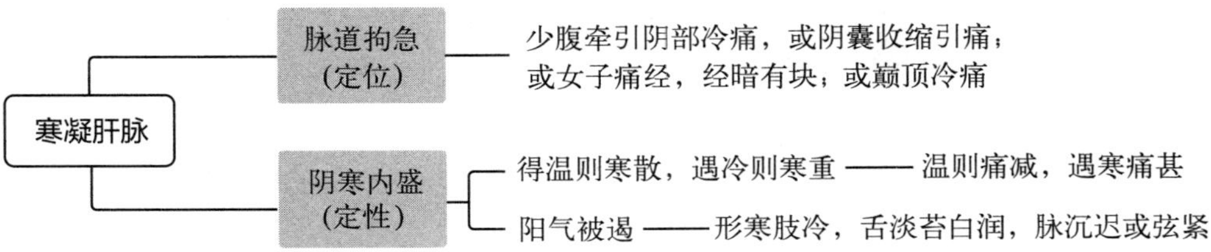

图 6-78 寒凝肝脉证思维导图

【辨证要点】以阴寒内盛症状与肝经循行部位如少腹、阴部或巅顶的冷痛并见为辨证要点。

（八）胆郁痰扰证

胆郁痰扰证是指胆失疏泄，痰热内扰，胆气不宁，心神不安，以惊悸失眠为特点的证候（图 6-79）。

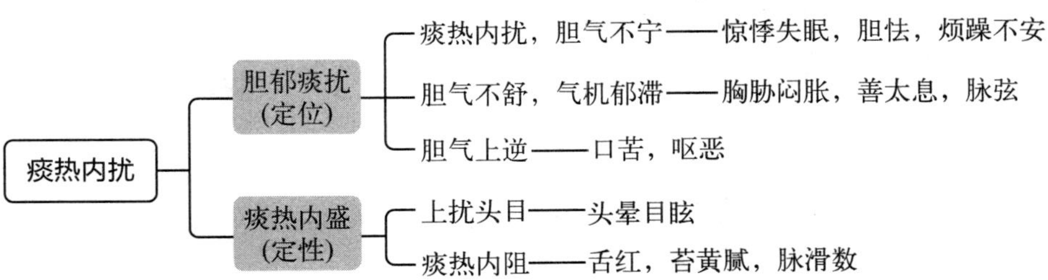

图 6-79 胆郁痰扰证思维导图

【辨证要点】以惊悸失眠、眩晕与痰热内蕴症状并见为辨证要点。

（九）肝阳上亢证

肝阳上亢证是指肝肾阴血不足，不能制约肝阳，亢阳上扰导致的上实下虚证候（图 6-80）。

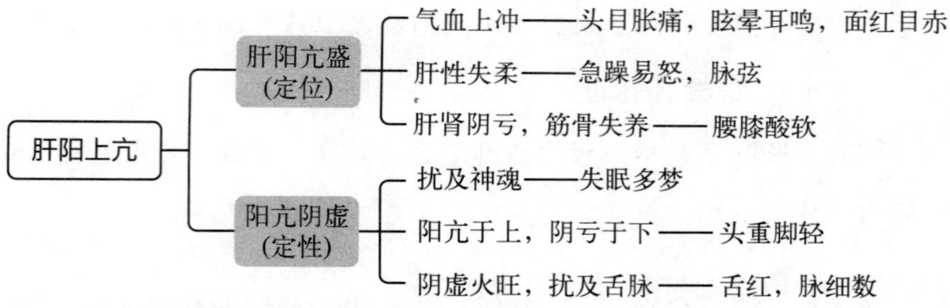

图 6-80　肝阳上亢证思维导图

【辨证要点】以肝阳亢盛于上、肝肾阴亏于下的证候为辨证要点。

（十）肝风内动证

肝风内动证泛指患者出现以眩晕欲仆、抽搐、震颤等具有“动摇”特点为主的一类证候，属于内风。肝风内动证包括肝阳化风、热极生风、阴虚动风和血虚生风等四种证候。

（1）肝阳化风证　是指肝肾阴亏，肝阳上亢，亢而无制，亢极化风所产生的动风证（图 6-81）。

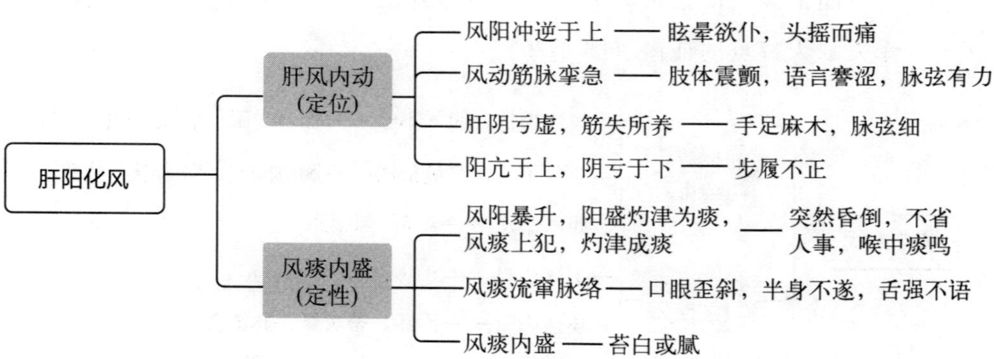

图 6-81　肝阳化风证思维导图

【辨证要点】以肝阳上亢证，同时存在动摇、震颤等风动症状为辨证要点。

（2）热极生风证　是指由于邪热炽盛，燔灼肝经，引动肝风所引发的动风证候（图 6-82）。

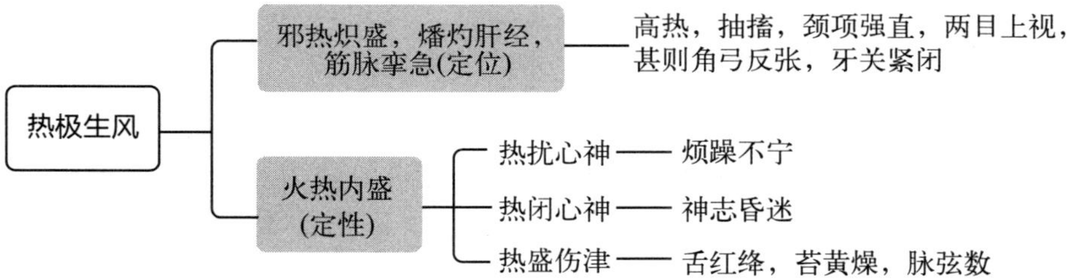

图 6-82　热极生风证思维导图

【辨证要点】 本证以高热与动风症状同时共见为辨证要点。

（3）阴虚动风证　是指阴液亏虚，筋脉失养，引动肝风所致的证候。本证的病因、临床表现及证候分析见肝阴虚证。

（4）血虚生风证　是指血液亏虚，筋脉失养，引动肝风所致的证候。本证病因、临床表现及证候分析见肝血虚证。

肝风内动四证鉴别要点见表 6-9。

表 6-9　肝风内动四证鉴别

证候	病机	性质	主症	兼症	舌象	脉象
肝阳化风证	肝阳上亢，亢而无制，亢极化风	上实下虚证	眩晕欲仆，头摇肢颤，言语謇涩，或猝然昏仆	手足麻木，半身不遂	舌红，苔白或腻	弦而有力
热极生风证	邪热炽盛，燔灼肝经，筋脉挛急，引动肝风	实热证	手足痉挛抽动，颈项强直，角弓反张，两目上视，牙关紧闭	高热神昏，躁热如狂	舌质红绛	弦数有力
阴虚动风证	肝阴不足，筋脉失养，挛急动风	虚热证	手足蠕动	潮热盗汗，手足心热，口干咽燥，形体消瘦	舌红津少	弦细数
血虚生风证	肝血亏虚，筋脉失养，挛急动风	虚证	手足震颤，肌肉瞤动，关节拘急不利，肢体麻木	眩晕耳鸣，面白无华，爪甲无泽	舌淡苔白	细

五、肾与膀胱病辨证

肾病主要以人体生长、发育和生殖功能障碍，水液代谢障碍，呼吸功能障碍，脑、髓、骨、耳、发及二便异常为主要病理改变。所以，肾病的常见症状有腰膝足跟酸软疼痛、耳鸣耳聋、发白早脱、牙齿动摇、阳痿遗精、精少不育、女子经少经闭，以及水肿、二便异常等。

膀胱病常见尿频、尿急、尿痛、尿闭以及遗尿、小便失禁等症。

肾病多为虚证，常见肾阳虚、肾阴虚、肾精不足、肾气不固等证。膀胱多见湿热证。

（一）肾阳虚证

肾阳虚证是肾脏阳气虚衰，气化无权，温煦失职所导致的证候（图 6-83）。

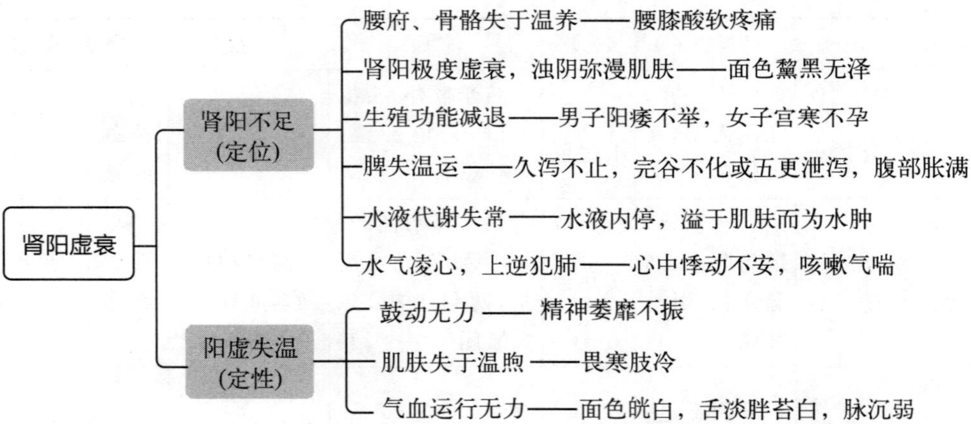

图 6-83　肾阳虚证思维导图

【辨证要点】 以腰膝酸痛、全身机能低下伴见阳虚阴寒症状和体征为辨证要点。

（二）肾阴虚证

肾阴虚证是肾脏阴液亏虚，机体失于滋养，虚热内生所表现的证候（图 6-84）。

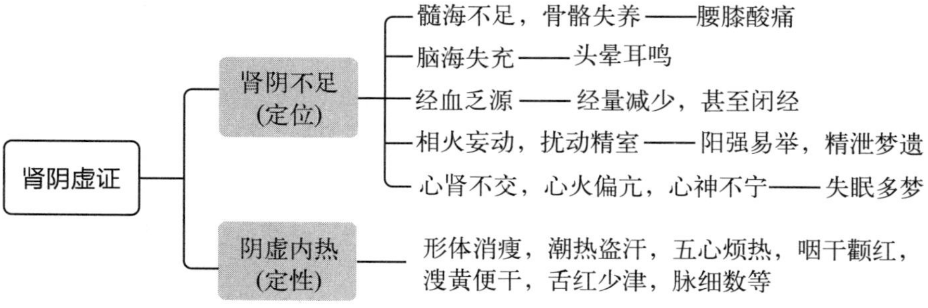

图 6-84　肾阴虚证思维导图

【辨证要点】以肾病主要症状和阴虚内热证并见为辨证要点。

（三）肾精不足证

肾精不足证是指肾精亏损，其主生长发育、主生殖功能减退以及脑、髓、骨、耳、发衰退所表现的证候（图 6-85）。

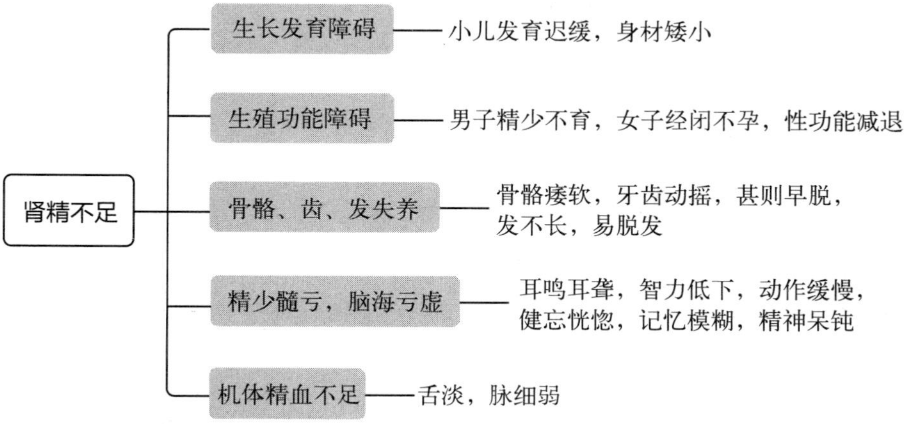

图 6-85　肾精不足证思维导图

【辨证要点】以生长发育迟缓、生殖功能减退，以及成人的早衰表现、寒热之象不明显为辨证要点。

（四）肾气不固证

肾气不固证是指肾气亏虚，封藏固摄无力导致的证候（图 6-86）。

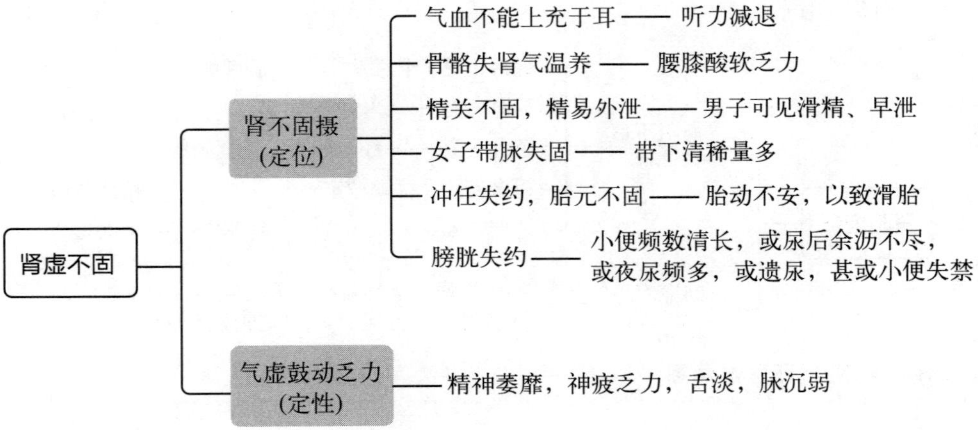

图 6-86　肾气不固证思维导图

【辨证要点】以小便频数清长，或滑精早泄，或经带清稀量多，或胎元不固等肾与膀胱失于固摄的症状为辨证要点。

（五）膀胱湿热证

膀胱湿热证是指湿热蕴结膀胱，气化不利所导致的证候（图 6-87）。

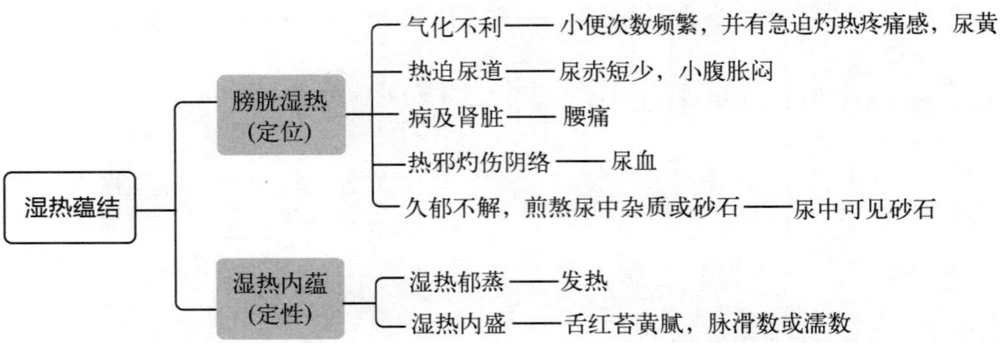

图 6-87　膀胱湿热证思维导图

【辨证要点】以尿频、尿急、尿痛、尿黄为辨证要点。

第七讲

四诊与辨证实践

中医诊断精髓在于“辨证论治”，而中医辨证是以望、闻、问、切四诊为依据，通过四诊合参，综合各类临床信息，并加以分析归纳，达到审查病因、阐述病机、确定治疗原则，以及判断预后转归等目的。中医临床辨证思维是中医医生在诊断和治疗病人过程中大脑的思维活动，即中医医生在采集病史及望、闻、问、切等四诊信息，综合分析，作出辨病辨证结论，确定治疗原则、处方遣药的过程。因此提高临床辨证的准确性，是提高中医临床疗效的关键，也是促进中医学发展的一个重要方面。

第一节 中医辨证思维与方法

中医辨证思维是中医学诊断和治疗疾病的核心思想，强调通过观察、分析和归纳患者的症状、体征等信息，辨别疾病的本质，进而制定个性化的治疗方案。其核心在于“辨证论治”，即根据疾病的不同表现，辨别其病因、病位、病性和病势，从而确定治疗原则和方法。中医临床治病的全过程，大致可分为三个阶段，即四诊合参、辨证思维、处方用药。

一、中医辨证思维的特点

1. 整体性

中医认为人体是一个有机整体，脏腑、经络、气血、津液等相互联系，同时人与自然、社会环境也密切相关。辨证时需从整体出发，综合分析。

2. 动态性

中医认识疾病是一个动态变化的过程，辨证需根据病情的发展阶段和变化趋势进行调整。

3. 个体化

中医强调“因人、因时、因地”制宜，辨证时需考虑患者的体质、年龄、性别、环境等因素。

4. 辨证与辨病结合

中医既注重辨“证”（疾病的阶段性表现），也注重辨“病”（疾病的全过程），二者结合才能全面把握病情。

二、中医辨证思维的方法

中医辨证过程中，有分析、判断、推理的逻辑思维方法，常见方法有类比法、归纳法、演绎法和比较法。

1. 类比法

“类比法”是中医学认识生命活动和认识疾病最基本的方法，是根据两类对象之间的某些方面相似或相同，从而推出它们在其他方面也可能有相似或相同的一种逻辑方法。如将患者临床表现和已知某一证型进行比较，若二者的主要特征相吻合，此证诊断即可成立。

2. 归纳法

“归纳法”是从对某些事物的认识中得出一般性结论的推理方法。在中医的辨证思维中，每个症状都是从不同侧面反映证的属性，归纳了全部或大多数症状的属性，即可确立证的诊断。归纳法是在对四诊收集的病情资料分析的基础上进行的，将必要性资料和非必要性资料进行归纳总结，从而得出辨证的结论。

3. 演绎法

“演绎法”是从一般到个别的推理方法。从已有的一般道理和结论出发，推知某一个别事物的未知属性。主要形式是三段论，即大前提、小提前、结论。通常是从脏腑、气血、经络等生理的一般性前提出发，结合病情，分析病因、病情、病位等，从而确立辨证诊断。

4. 比较法

“比较法”是区分和认识两事物或多事物之间相同点和不同点的一种逻辑思维方法，也是认识事物的基础和前提。中医临证辨证中，主要研究病证的同中之异和异中之同。临证实践证明，对病证的相同点与差异点把握得越多、越精细，探察病证的本质就越深刻，而诊疗效果亦会更显著。

三、中医临床常见的辨证方法

中医辨证通过望、闻、问、切四诊收集病情资料，运用中医基本理论进行分析、筛选、分类排比；然后抓住主症，深入剖析其特点，理出证的初步线索，识别疾病的证候；最后在全面而有重点地搜集病史、症状、体征的基础上，进行去粗取精、去伪存真、由表及里的综合判断。具体的辨证方法通常包括八纲辨证、脏腑辨证、经络辨证、病因辨证、气血津液辨证、六经辨证、卫气营血辨证、三焦辨证等8～10种达到共识的辨证方法，以及由此而得出的一二百种证候（表7-1）。外感病辨证常用六经辨证、卫气营血辨证等方法，分析外邪的性质和侵袭部位；内伤病辨证常用脏腑辨证、气血津液辨证等方法，分析脏腑功能失调和气血津液的异常；杂病辨证则综合运用多种辨证方法，分析复杂疾病的病因病机。

表7-1　中医常见辨证方法比较

不同方法	特点	内容
八纲辨证	辨证的总纲	表里辨别病位的深浅；寒热辨别疾病的性质；虚实辨别邪正的盛衰；阴阳概括疾病的总体属性
病因辨证	分析疾病的致病因素	六淫风、寒、暑、湿、燥、火；七情喜、怒、忧、思、悲、恐、惊；其他饮食、劳倦、外伤等
脏腑辨证	根据脏腑生理功能及其病理变化，对疾病进行辨证	肺与大肠病辨证；心与小肠病辨证；脾与胃病辨证；肝与胆病辨证；肾与膀胱病辨证；脏腑兼病辨证

续表

不同方法	特点	内容
气血津液辨证	以中医气血津液理论为纲领，对疾病进行辨证	气血辨证；津液辨证；判断疾病当前是否存在气血津液亏虚或运化障碍等
六经辨证	对外感疾病演变过程中所出现的病理阶段进行分析	疾病发展变化的六个阶段，即太阳病、阳明病、少阳病、太阴病、少阴病、厥阴病
卫气营血辨证	外感温热病发展过程中所反映的不同病理阶段	卫分证、气分证、营分证、血分证四类，用以说明病位的浅深、病情的轻重和传变的规律
三焦辨证	三焦所属脏腑在温热病过程中的病理变化规律	上焦病证、中焦病证、下焦病证

四、中医辨证论治的步骤

1. 收集病情资料

通过望、闻、问、切四诊方法获取患者的症状、体征等信息，为辨证提供依据。

望诊：观察神色、形态、舌象等。

闻诊：听声音、嗅气味。

问诊：询问病史、症状、生活习惯等。

切诊：通过脉诊和触诊了解病情。

2. 归纳分析

运用八纲、脏腑、气血津液等辨证方法，分析病情的病因、病位、病性和病势。

3. 确定证候

综合判断疾病的证型，如“风寒表证”“肝郁气滞证”等。

4. 制定治则治法

根据证型确定治疗原则及方法，如“疏风散寒法”“疏肝理气法”等。

5. 选方用药

选择适合的方剂和药物进行治疗。

综上，中医辨证思维与方法体现了中医学的整体观、动态观和个体化治疗思想。通过四诊合参和多种辨证方法，全面分析病情，辨别疾病的本质，进而制定个性化的治疗方案。这是中医学独特而有效的诊疗体系，也是中医临床实践的核心。临床诊疗过程中，注重全面收集资料，四诊合参，避免片面性；动态观察病情，疾病是变化的，辨证需随病情发展而调整；注重个体差异，考虑患者的体质、年龄、性别、环境等因素。辨证与辨病结合，既要辨“证”，也要辨“病”，全面把握疾病本质。

第二节

临床病案的辨证思维方法分析

一、病案的八纲辨证思维方法分析

【病案】

患者，男，20 岁，学生。2023 年 4 月 8 日初诊。患者 3 日前发病，初起恶寒发热，头痛，无汗，咳嗽。昨日起病情变化，症见发热 39.8℃，咳逆气急，咳嗽吐黄稠痰，面红目赤，鼻扇，口渴喜冷饮，小便黄，大便干燥，舌红苔黄，脉数。

问题：

（1）患者的病情分几个阶段？

（2）患者如何辨证治疗？

【四诊资料与辨证用药思路分析】

第一步：四诊资料归纳与分析

该病例由望诊可知，面红目赤，小便黄，吐黄稠痰，舌红苔黄；由问诊可知患者 3 日前发病，初起恶寒发热、头痛、无汗、咳嗽，昨日起病情变化，症见发热、口渴喜冷饮、大便干燥；由闻诊可知，咳嗽并有黄稠痰。由切诊可得脉数。

第二步：定位、定性辨证分析

从以上四诊资料中，获取患者从恶寒发热变成但热不寒，可知病位在里，而获取的发热、口渴喜冷饮、大便干燥、咳嗽并有黄稠痰、脉数，可知病性为实热。

病机分析：本病人分两个阶段，昨日之前的病情变化为第一阶段，昨日起病情变化之后为第二阶段。

第一阶段，病人恶寒发热并见，判断为表证。因无汗，考虑表寒证可能性大，因此，第一阶段其病位在表，病性为寒。

第二阶段，临床见症有以下特点：一为从恶寒发热并见转为但热不寒；二为出现黄苔，已不见浮脉，而见数脉。这标志着病人已无表证，表邪已入里转化为里证。同时病人表现壮热、咳嗽吐黄稠痰、面红目赤、心烦、口渴喜冷饮、小便黄、大便干燥、舌红苔黄、脉数，标志病性为实热。阳热偏盛，则恶热喜冷。大热伤阴，津液被耗，故小便黄；津伤则须引水自救，所以口渴喜冷饮。火性上炎，则见面红目赤。热扰心神，则烦躁不宁。津液被阳热煎熬，则痰液黄稠。热盛伤津，传导失司，势必大便燥结。舌红苔黄为热征。阳热亢盛，加速血行，故见数脉。故第二阶段其病位在里，病性为实热。

第三步：相关证候鉴别诊断（表 7-2）

表 7-2　实热证与虚热证的鉴别

证候	特征	病机	病势
实热证	壮热喜冷，口渴饮冷，面红目赤，烦躁或神昏谵语，腹胀满痛拒按，大便秘结，小便短赤，舌红苔黄而干，脉洪滑数实	阳热之邪侵袭人体，由表入里，热邪内盛	病程短、病势急
虚热证	形体消瘦，口燥咽干，潮热颧红，五心烦热，盗汗，小便短黄，大便干结，舌红少津苔少，脉细数	阴液不足，阳气偏亢	病程长、病势缓

第四步：治法与遣方用药分析

本证是由外感风寒之邪，邪热壅肺所致；治疗宜辛凉宣泄、清肺平喘；方药以麻杏石甘汤（炙麻黄 9g，苦杏仁 9g，生石膏 15g，生甘草 9g）为主。

本患者肺中热盛，气逆伤津，所以无汗而身热不解，咳逆气急，甚则鼻翼扇动，口渴喜冷饮，脉滑而数。此时急当清泄肺热，热清气平而喘渴亦愈。所以方用麻黄为君，取其能宣肺而泄邪热，是“火郁发之”之义。但其性温，故配伍辛甘大寒之石膏为臣药，而且用量倍于麻黄，使宣肺而不助热、清肺而不留邪，肺气肃降有权，喘急可平，是相制为用。杏仁降肺气，用为佐药，助麻黄、石膏清肺平喘。炙甘草既能益气和中，又与石膏合而生津止渴，更能调和于寒温宣降之间，所以是佐使药。综观药虽四味，配伍严谨，用量亦经斟酌，尤其治肺热而用麻黄配石膏，是深得配伍变通灵活之妙，所以清泄肺热，疗效可靠。

麻黄开宣肺气以平喘、开腠解表以散邪，石膏清泄肺热以生津、辛散解肌以透邪。二药一辛温、一辛寒，一以宣肺为主、一以清肺为主，且都能透邪于外，合用相反之中寓有相辅之意。四药合用，解表与清肺并用，以清为主；宣肺与降气结合，以宣为主。

二、病案的精气血津液辨证思维方法分析

【病案】

患者，女，60 岁。2005 年 9 月 10 日初诊：10 年前头部受外伤，当即昏倒，神志不清约半小时，醒后觉头晕头胀痛。此后经常发作，时轻时剧，有时头痛如劈如刺，不能安寝，舌色较暗、边有紫斑，苔薄白，脉涩。

问题：

（1）本案例病机是什么？

（2）本案辨证结论是什么？

【四诊资料与辨证用药思路分析】

第一步：四诊资料归纳与分析

该病例由望诊可得舌色较暗、边有紫斑，苔薄白；由问诊可得 10

年前头部受外伤，当即昏倒，神志不清约半小时，醒后觉头晕头胀头痛，此后经常发作，时轻时剧，有时头痛如劈如刺，不能安寝；切诊可得脉涩。

第二步：定位、定性辨证分析

从以上四诊资料中，获取患者因10年前头部受外伤，当即昏倒，表明病因为外伤。头晕头胀头痛，有时头痛如劈如刺，不能安寝，为瘀血内阻脑络之征，故病位在脑。舌色较暗、边有紫斑，脉涩是瘀血内阻所致。脉症合参，本案证属血瘀证。

病机分析：头部受外伤可致瘀血内阻。瘀血内阻脑络，则新血不生，头失所养则头晕；瘀血内阻脑络，不通则痛，故见头胀头痛，头痛如劈如刺，不能安寝；瘀血内阻，则舌色较暗、边有紫斑，脉涩。

第三步：相关证候鉴别诊断（表7-3）

表7-3　血瘀证、气滞血瘀证与气虚血瘀证的鉴别

证候	特征	病机
血瘀证	疼痛拒按，或有痞块，妇女月经闭止，或痛经，经色紫暗有块，舌紫暗或有瘀斑，脉弦	瘀血内阻；实证
气滞血瘀证	疼痛拒按，或有痞块，妇女月经闭止，或痛经，经色紫暗有块，舌紫暗或有瘀斑，脉弦，伴烦躁易怒、胸胁胀满、乳房胀痛	情志不遂，肝气郁结，疏泄失职，气滞则血凝而成；实证
气虚血瘀证	疼痛拒按、舌淡暗或有瘀斑、脉细涩等，伴有面色淡白、身倦乏力、少气懒言	气虚无力推动血液运行；虚实夹杂证

第四步：治法与遣方用药分析

本证由于头部受外伤，导致瘀血内阻脑络，不通则痛，治疗宜活血化瘀通窍，方药以通窍活血方为主。

本患者头部受外伤，瘀血内阻脑络，见头胀痛，头痛如劈如刺，不能安寝；瘀血内阻，则舌色较暗、边有紫斑，脉涩。治疗以活血通络为

主［桃仁9g、红花9g、麝香0.15g，赤芍3g、川芎3g、生姜9g、葱白3根（切碎），大枣7枚，黄酒250g］，方中桃仁、红花活血祛瘀；麝香芳香走上，开窍醒神，共为君药。赤芍、川芎行气活血，为辅药。生姜、葱白行气通阳利窍；大枣缓和芳香辛散药物之性，黄酒通络，也可引药上行，为臣药。赤芍、川芎、桃仁、红花与姜、葱、黄酒配伍更能通络开窍，通利气血运行的道路，更能发挥其活血通络的作用。

三、病案的脏腑辨证思维方法分析

【病案一】

患者，女，80岁，干部。患者既往有慢性支气管炎病史30余年，半月前受凉后复发，症见高热、胸痛、咳嗽、喘憋，在某医院诊为“慢性支气管炎并双下肺感染”住院2周，经用抗生素及支持疗法输液治疗后，热退咳轻，唯喘息不减，遂来就诊，刻下：面色晦暗无光泽，喘息不止，张口抬肩，自述喘憋胸闷，气短懒言，心悸痛，夜不能卧，咳轻痰少，口苦喜饮，食欲不振，耳鸣耳聋，夜间四肢肌肉抽动，疲乏无力，腰膝酸软，大便干、3日未行，小便短少，舌干红无苔，脉沉细数。

问题：

（1）概括患者的四诊资料。

（2）分析该案例的主要病因病机与治疗方法。

【四诊资料与辨证用药思路分析】

第一步：四诊资料归纳与分析

该病例由望诊可得面色晦暗无光泽，张口抬肩，舌干红无苔；闻诊可得喘息不止，咳轻，气短懒言；问诊可得患者既往有慢性支气管炎病史30余年，半月前受凉后复发，高热、胸痛、咳嗽、喘憋，在某医院诊为“慢性支气管炎并双下肺感染”住院2周，经用抗生素及支持疗法输液治疗后，热退咳轻，唯喘息不减，心悸痛，夜不能卧，口苦喜饮，食欲不振，耳鸣耳聋，腰膝酸软，疲乏无力，大便干、3日未行，小便短少；切诊可得脉沉细数。

第二步：定位、定性辨证分析

从以上四诊资料中，获取患者年逾古稀，慢性支气管炎病史30余年，且喘息不止，耳鸣耳聋，病位在肺肾；另患者胸闷，心悸痛，夜不能卧，故心也受损；口苦，大便干、3日未行，小便短少，舌干红无苔，脉沉细数，为阴虚之象，故本证为肺肾阴虚证。

病机分析：喘证分实喘和虚喘，本例患者当属虚喘，但其虚不以气虚为主，而以阴虚为主。究其原因，一是热盛伤阴；二是年逾古稀，肾精已亏，且咳喘日久，心肺之阴失其充养；三是住院期间所用抗生素，高热虽去，阴津已伤。肺肾阴虚，虚热内生，纳摄无权，则咳喘痰少、耳鸣耳聋、腰膝酸软；心阴虚则见胸闷、心悸痛、夜不能卧、口苦；大便干、3日未行，小便短少，舌干红无苔，脉沉细数，为阴虚之象。

第三步：相关证候鉴别诊断（表7-4）

表7-4　实喘与虚喘的鉴别

类型	特征	病机
实喘	发病急骤，气粗声高息涌，仰首目突，唯以呼出为快，脉实有力	风寒袭肺或痰热郁肺
虚喘	发病缓，病程长，喘声低微，息短不续，动则喘甚，但以引长一息为快，脉虚无力	肺气虚或肾气失纳

第四步：治法与遣方用药分析

本证因久病咳喘，损伤肺阴，病久及肾，肾阴耗伤，不能上润所致；治疗宜滋阴、润肺、益肾；方药用百合固金汤（百合12g、生地黄9g、熟地黄9g、麦冬9g、玄参6g、当归6g、白芍6g、川贝母6g、桔梗6、生甘草3g）加减。

肺乃肾之母，肺虚及肾，病久则肺肾阴虚，阴虚生内热，虚火上炎，肺失肃降，则咳嗽气喘；肾阴不足，腰膝失于滋养，则耳鸣耳聋、腰膝酸软；肺肾阴亏，失于滋养，虚热内生，则口干喜饮，大便干、3日未行，小便短少，舌干红无苔，脉沉细数。治宜滋养肺肾之阴血，兼以清热化痰止咳，以图标本兼顾。方中百合甘苦微寒，滋阴清热，润肺止咳；生地黄、熟地黄并用，滋肾壮水，其中生地黄兼能凉血止血；三药相伍，为润肺滋肾、金水并补的常用组合，共为君药。麦冬甘寒，协百合以滋阴清热、润肺止咳；玄参咸寒，助二地滋阴壮水，以清虚火，兼利咽喉，共为臣药。当归治咳逆上气，伍白芍以养血和血；贝母清热润肺、化痰止咳；俱为佐药。桔梗宣肺利咽、化痰散结，并载药上行；生甘草清热泻火、调和诸药；共为佐使药。

本方配伍特点有二：一为滋肾保肺，金水并调，尤以润肺止咳为主；二为滋养之中兼以凉血止血、宣肺化痰，标本兼顾但以治本为主。本方以百合润肺为主，服后可使阴血渐充、虚火自清、痰化咳止，以达固护肺阴之目的，故名“百合固金汤”。

【病案二】

患者，男，16岁，学生，2020年7月15日初诊。患者半月前照镜子时发现自己面部发黄，近3天加重，且身上皮肤发黄，伴发热心烦，遂来医院就诊。

现症：身目俱黄，黄色鲜明如橘子色，发热，口干而渴，心烦急躁，右胁下胀痛，食欲差，腹胀，恶心欲呕，小便短少黄赤，大便黏腻不爽。舌质红、苔黄腻，脉象弦数。既往患有乙肝病史。

问题：

（1）本病的主诉是什么？

（2）本病的病机特点是什么？

（3）本例病案的辨证结论是什么？

【四诊资料与辨证用药思路分析】

第一步：四诊资料归纳与分析

由望诊可知该病例身目俱黄，黄色鲜明如橘子色，舌质红、苔黄腻；由问诊可知发热，口干而渴，心烦急躁，右胁胀痛，食欲差，腹胀，恶心欲呕，小便短少黄赤，大便黏腻不爽；由切诊可知脉弦数。

第二步：定位、定性辨证分析

从以上四诊资料中，获取本患者食欲差、腹胀、恶心欲呕，且无恶寒等表证特点，可知病位在脾胃；身目俱黄，右胁胀痛，心情烦躁，脉弦，可知病位在肝胆；发热，舌红，口干而渴，小便黄赤，苔黄，为热象之征；大便黏滞不爽，苔黄腻，为湿邪表现。故本证为肝胆湿热证（热重于湿）。

病机分析：脾喜燥恶湿，与胃相表里，湿热内盛，困遏脾胃，脾胃纳运升降失常，运化失司，故腹胀、食欲差、恶心欲呕、大便黏腻不爽、苔黄腻；湿热邪毒困阻中焦，气机不畅，肝胆疏泄失职，致胆汁外溢，故面目肌肤发黄、黄色鲜明如橘子色。

第三步：相关证候鉴别诊断（表 7-5）

表 7-5　阳黄与阴黄的鉴别

类型	特征	病机
阳黄	黄色鲜明如橘皮，发病急，病程短，身热、口干苦、舌苔黄腻、脉弦数；急黄是阳黄之重症，病情急骤，疸色如金，兼见神昏、发斑、出血等危象	湿热困阻中焦，肝胆疏泄失职
阴黄	黄色晦暗，病程长，病势缓，纳少，乏力，舌质淡，脉沉迟或细缓	寒湿困脾，脾虚运化失职

第四步：治法与遣方用药分析

本证为湿热邪毒困遏脾胃，壅滞肝胆，肝胆疏泄失职，致胆汁外溢所致；治疗宜清泻肝胆、利湿退黄；方药用茵陈蒿汤［茵陈 18g，生栀子 12g，生大黄（去皮）6g］加减。

本病因邪热入里，与脾湿相合，湿热壅滞中焦所致。湿热壅结，气机受阻，故腹胀、恶心欲吐、大便黏腻不爽；无汗而热不得外越，小便不利则湿不得下泄，以致湿热熏蒸肝胆，胆汁外溢，浸渍肌肤，则一身面目俱黄、黄色鲜明；湿热内郁，津液不化，则口干渴；舌苔黄腻、脉弦数为湿热内蕴之征。治宜清热、利湿、退黄。方中重用茵陈为君药，苦泄下降，善能清热利湿，为治黄疸要药。臣以栀子清热降火、通利三焦，助茵陈引湿热从小便而去。佐以大黄泻热逐瘀、通利大便，导瘀热从大便而下。

本方配伍特点为三药合用，利湿与泄热并进，通利二便，前后分消，湿邪得除，瘀热得去，黄疸自退。

参考文献

[1] 孙广仁．中医基础理论［M］．北京：中国中医药出版社，2002.

[2] 何建成，张忠德．中医学基础［M］．北京：人民卫生出版社，2021.

[3] 王键．中医基础理论［M］．北京：中国中医药出版社，2016.

[4] 郑洪新，杨柱．中医基础理论（新世纪第五版）［M］．北京：中国中医药出版社，2021.

[5] 陈家旭，邹小娟．中医诊断学［M］．北京：人民卫生出版社，2021.

[6] 朱文锋．中医诊断学［M］．北京：中国中医药出版社，2004.

[7] 李灿东．中医诊断学·易学助考口袋丛书［M］．北京：中国中医药出版社，2018.

[8] 王忆勤．中医诊断学（案例版）．北京：科学出版社，2015.